GERONTOLOGIE, PSYCHANALYSE ET DESHUMANISATION

Collection ***Psycho-Logiques***
dirigée par Philippe Brenot et Alain Brun

Sans exclusives ni frontières, les logiques président au fonctionnement psychique comme à la vie relationnelle. Toutes les pratiques, toutes les écoles ont leur place dans Psycho-Logiques.

Sylvie PORTNOY-LANZENBERG, *Le pouvoir infantile en chacun, Source de l'intolérance au quotidien.*
André DURANDEAU, Charlyne VASSEUR-FAUCONNET (sous la dir. de), *Sexualité, mythes et culture.*
Claire SALVY, *Jumeaux de sexe différent.*
Maurice RINGLER, *La création du monde par le tout-petit.*
Loick M. VILLERBU, *Psychologues et thérapeutes, sciences et techniques cliniques en psychologie.*
Michel LARROQUE, *Hypnose, suggestion et autosuggestion.*
Sylvie PORTNOY, *L'abus de pouvoir rend malade. Rapports dominant-dominé.*
Raymonde WEIL-NATHAN (sous la dir. de), *La méthode éleuthérienne. Une thérapie de la liberté.*
Patricia MERCADER, *L'illusion transsexuelle.*
Alain BRUN, *De la créativité projective à la relation humaine.*
Pierre BENGHOZI, *Cultures et systèmes humains.*
Dr POUQUET, *Initiation à la psychopathologie.*
Dr POUQUET, *Conduites pathologiques et société.*
Geneviève VINSONNEAU, *L'identité des Françaises face au sexe masculin.*
Paul BOUSQUIÉ, *Le corps cet inconnu.*
Roseline DAVIDO, Le DAVIDO-CHAD, *Le nouveau test pschologique : du dépistage à la thérapie.*
Sylvie PORTNOY, *Création ou destruction, autodestruction.*
Jacques BRIL, *Regard et connaissance. Avatars de la pulsion scopique.*
Michel POUQUET, *L'adolescent et la psychologie.*
Marie-Pierre OLLIVIER, *La maladie grave, une épreuve de vie.*
Loïc M. VILLERBU, Jean-Luc VIAUX, *Ethique et pratiques psychologiques dans l'expertise.*
Michel LARROQUE, *Esquisse d'une philosophie de l'amour.*
Jean-Marie ROBINE, *Gestalt-thérapie. La construction de soi.*
Nathalie GIRAUDEAU, *Le sida a l'écran.*

Evelyne BERTIN

GERONTOLOGIE, PSYCHANALYSE ET DESHUMANISATION

Silence vieillesse...

Éditions L'Harmattan
5-7, rue de l'École-Polytechnique
75005 Paris - FRANCE

L'Harmattan Inc.
55, rue Saint-Jacques
Montréal (Qc) – CANADA H2Y 1K9

ISBN : 2-7384-7569-8

Sommaire

Sommaire 7
Avant-propos 9

1 - Une société en changement : des espaces en faillite 13
1 — Une société de distorsion de l'information et du mensonge 14
Un monde de l'image et de l'instant 14
Une société désinformée 15
Pourquoi cet état de fait ? 18
2 — La faillite de l'État 19
L'État en tant qu'Institution *19*
Le non-contrôle *21*
Un monde en perte de références *22*
3 — Des changements au niveau de la famille 23
Une époque de confusion des âges *24*
Une époque de confusion des places *26*
Face à un risque majeur d'indifférenciation morale et générationnelle, il y a une exigence de sens 28

2 - Des vieillesses hors droit 31
1 — Il y a des vieillesses 32
Le vieillissement est inhérent à toute existence humaine 32
2 - Les espaces de non-droit en gériatrie 34
La difficulté de la notion de maltraitance 34
Les maltraitances dont on parle 35
Le problème de la définition de la violence 36
3 — Pourquoi de tels espaces perdurent ? 39
Le problème du silence 39
Pourquoi la reproduction d'une situation non satisfaisante ? 40

3 - Le déni de la mort 43
1 — La mort comme problème 44
2 — Ne pas voler la mort 49
Les travaux de Hans JONAS *49*
Le droit de mourir dignement *49*
C'est le fait d'être mortel qui nous fait humain *51*

3 — Une société sans limites.............................53
Santé parfaite et mort parfaite !.................................*53*
La chute du symbolique...*55*

4 - La hausse de la banalisation du mal 57
Crise de la République...*58*
1 — Soin et vieillissement 59
Le rapport au corps..*60*
La place du désir dans la fonction soignante..61
Spécificités et dangers 62
Les spécificités des identifications aux sujets âgés 63
La déshumanisation 64
La « chosification » du sujet âgé...............................64
2 — La violence dans la relation de soin...............65
Les processus de déshumanisation..............................65
Comment se fait-il que nous acceptions l'inacceptable.......67
*Pourquoi la reproduction d'une situation non satisfaisante ?*69
3- La souffrance au travail 70
Une approche subjective du travail..............................70
Une souffrance non reconnue 71
L'organisation du travail...72
Le rétrécissement subjectif...74
*Comment cela est-il possible d'un point de vue psychique ?*75
5 - Parler pour témoigner contre la déshumanisation ..77
1 — Les nouvelles technologies et leurs risques 78
Le mythe de la santé parfaite.......................................78
2 — Réintroduire le droit et le discours sur le souffrance..84
Le pouvoir du droit et de la parole...............................84
La contestation mise en scène......................................85
La prédominance du registre du visuel...........................86
3 — Penser le temps 88
La médecine et les nouveaux rapports au temps................88
Le temps aux différents âges de la vie...............................89
La vitesse, l'urgence et l'avenir..91
Penser le temps...91

CONCLUSION 93
Plaidoyer pour le soin psychique du sujet âgé.........94

BIBLIOGRAPHIE 95

Avant-propos

Les sociétés occidentales sont traversées par un paradoxe. Les progrès de la science et de la médecine font que les êtres humains ont une durée de vie de plus en plus longue. L'espérance de vie augmente tous les ans dans les pays développés les plus riches. Il n'est plus rare de dépasser 100 ans. La vie dont il est question ici est la vie physiologique. S'agissant de la vie sociale, les membres de ces mêmes sociétés occidentales sont vieux de plus en plus jeunes. Un homme qui perd son emploi à 50 ans n'a guère de chances de retrouver une place sur le marché du travail. Pour une femme, l'âge fatidique se situe autour de 45 ans.

Les êtres humains sont vieux de plus en plus jeunes. Nous avons donc une fausse vieillesse qu'est le troisième âge, fausse vieillesse qui n'a plus accès au marché du travail et qui, de ce fait, a peu de valeur.

Il y a une disparition de ce que pouvait représenter la figure de la personne âgée comme réservoir de culture et de sagesse. De plus si elle est hors des circuits marchands et des cercles de pouvoir elle est considéré comme dépassée, c'est un déchet.

Or si l'on dévalorise la vieillesse, on dévalorise aussi la jeunesse car celle-ci n'a plus d'avenir. L'avancée en âge n'est plus une progression. Avec l'avancée dans le temps, les gens n'ont plus d'avenir, tant sur le plan social que sur le plan personnel. Le temps de productivité économique de l'individu se rétrécit. Les gens arrivent sur le marché du travail de plus en plus tard et le quittent de plus en plus tôt.

Le paradoxe est aussi que de tous ces phénomènes la société ne veut rien entendre, même si elle en souffre. Et pourtant ces éléments de civilisation posent problème et accentuent, à notre avis, les processus de déshumanisation.

Un autre problème est celui de la maltraitance des personnes âgées. Face à cela nous sommes dans une distorsion de l'information assez phénoménale. La cécité et la surdité face à ces phénomènes sont colossales. Réfléchir et écrire sur ces thèmes, c'est écrire sur le silence. Ce texte est un texte contre le silence.

Notre interrogation est la suivante : pourquoi ce silence qui nous conduit (ou nous maintient) dans la barbarie ? Pourquoi cet échec de la pensée et de l'action ?

Nous pensons que ce silence est toxique et qu'il ne peut qu'accentuer l'état de barbarie humaine dans lequel vivent les sociétés occidentales.

Pourquoi ce système fonctionne-t-il si bien ? Nous pensons tout d'abord que le mal est quelque chose de banal et que nous avons un processus d'aveuglement, ainsi que des phénomènes de calcul et de stratégie. Cet état de fait n'est pas dû à une machinerie qui fonctionnerait comme un *deus ex machina*. Ce système fonctionne parce que, en masse, les hommes et les femmes y participent. Cette participation peut se faire soit par l'action volontaire, soit par le désengagement, l'aveuglement ou le déni.

Cet essai, subjectif, est essentiellement à visée de réflexion. Il est inspiré par des recherches basées sur des faits réels. L'état des choses est tel que, actuellement, on ne peut rien faire. La corruption, les compromissions, les protections font que dans le réel rien n'est possible. Toute action est impossible et peut même être dangereuse du fait des intérêts économiques et des compromissions politiques et sociales. Seule la pensée est encore possible pour le moment.

Cet essai parle de souffrance et de silence. Les conséquences de cette souffrance sur le fonctionnement de la société et des individus sont pour nous inquiétantes. L'objectif de ce livre est d'essayer de donner des outils pour penser la déshumanisation et la vieillesse. Ce système est le fait de l'action de certains hommes sur d'autres hommes, ce n'est pas une situation de malheur absolu. Ce texte s'inscrit dans une société donnée, un contexte social et politique précis. Nous n'étudierons ici que les aspects psychiques dans la déshumanisation de la vieillesse.

Ce texte est imparfait, il est l'expression d'une pensée en construction. Les bases théoriques majeures en sont les travaux du juriste et psychanalyste Pierre Legendre, de la philosophe Hannah Arendt, du psychanalyste Christophe Dejours et de la sociologue Irène Thery.

I

Une société en changement : des espaces en faillite

Ceux qui refusent de regarder la réalité
appellent leur propre destruction
tout simplement [...].

James BALDWIN

Nous vivons dans une société du paradoxe et de l'image. Pour ce qu'il en est de la vieillesse, nous pourrions appeler cela une société de barbarie imagée et de défaite de la pensée.

Actuellement, on ne sait ni penser ni juger la vieillesse. Et pour cause : notre société ne lui accorde plus de place et refuse de penser le temps qui passe.

Penser que nous allons vieillir, que nous vieillissons, est une des pensées humaines les plus difficiles. Penser la vieillesse c'est se situer dans un temps à venir qui peut ou ne peut pas venir. C'est penser la finitude de sa vie. C'est penser hors l'instant et c'est penser des images que l'on ne peut pas maîtriser.

Dans l'état des valeurs dominantes de la société c'est la fin de la jeunesse. C'est penser en terme de pertes au niveau du corps, c'est penser en dehors des images véhiculées par les médias et la société.

1 — Une société de distorsion de l'information et du mensonge

Un monde de l'image et de l'instant

Nous vivons dans un monde occidental de l'image et de l'instant. Le constat est que nous ne voulons, le plus souvent, que des images « positives ». Ce que nous pourrions appeler une société de « barbarie imagée » et de défaite de la pensée. Les sociétés occidentales baignent dans un discours sur une nature humaine bonne et dévouée. Parallèlement à ceci, les pires barbaries se produisent à notre porte, en toute bonne conscience.

Les images que les médias nous présentent sur la vieillesse sont le plus souvent des images d'exception. Les sujets âgés maltraités ou déshumanisés sont interdits de cité dans le monde médiatique.

La maltraitance des personnes âgées existe, mais c'est un phénomène qui appartient à l'indicible de la société française. Ces faits sont connus, ils sont rarement dénoncés dans la presse. Des livres peuvent leur être consacrés[1]. Mais après quelques moments d'indignations, la situation perdure.

---

1. Denis LABAYLE, *La vie devant soi,* SEUIL, 1996.

Au niveau des institutions les plus importantes, toute une politique de « vitrines » cache des forêts d'horreurs. La majorité des hommes politiques, de quel que bord que ce soit, ne veulent rien savoir de ces phénomènes. Comme si une pensée sur un devenir de la vieillesse était impossible. Et de toute façon, les personnes de pouvoir et de responsabilité n'iront jamais dans les pires services de long séjour.

Dans leurs reportages, les journalistes montrent généralement que les sites pilotes, les vitrines. Sauf à utiliser des caméras cachées, ils ne peuvent aller plus loin.
Une politique de santé publique en matière de vieillesse n'existe pas. Le pire est à venir.

Une société désinformée

Il existe en France dans le domaine de la gériatrie, de véritables espaces de non-droit.

Un espace de non-droit, c'est un espace où les lois de la République et de la société ne fonctionnent pas. L'interdit du délit et du crime n'existe pas, cela va du vol (délit) à divers types de maltraitances pouvant entraîner la mort (crime). De ce fait il n'y a jamais de sanctions. L'encadrement est au courant et, le plus souvent, ferme les yeux. Quand les familles essaient de porter plainte, les tentatives sont très vite stoppées et les plaignants déboutés.
Vivre dans un espace de non-droit, c'est vivre dans un espace de déshumanisation. Ce que nous entendons par déshumanisation, c'est le fait de n'être plus considéré comme un être humain et donc de ne plus avoir droit aux lois fondamentales de la société.

La notion d'inhumain renvoie à une reconnaissance d'un « irréductible humain » qui ne se confond ni avec la vie, ni avec la liberté, et qui pourtant les englobe[2].
L'humanité désigne ce qui fait qu'un homme est un homme, son essence. Attenter à l'humanité d'une personne, c'est l'atteindre à plusieurs niveaux : dans son corps, sa vie, dans sa liberté, mais également dans sa dignité d'homme qui le fait semblable aux autres hommes.

L'homme que l'on dépouille de son humanité est une victime que l'on déshumanise. Cette déshumanisation ne peut jamais le rejeter dans l'inhumain, c'est-à-dire en dehors de l'espèce humaine. Cette rupture du lien humain échappe au langage et pourtant elle doit être dite.
Il nous faut explorer les zones troubles où commence l'inhumain et où finit l'humain. Penser ces phénomènes conduit à accepter la part d'inhumain qu'il y a en chacuns de nous.

Ces espaces de non-droit font que les personnes âgées qui y vivent sont dans des états de déshumanisation pouvant être quasi absolus. Face à cela, les familles ont crainte d'intervenir, par peur des représailles.

C'est le silence complet sur tous ces phénomènes.

Le désir d'ignorance se trouve à tous les échelons de la société, tant à l'échelle individuelle qu'à

---

2. Mireille DELMAS-MARTY, « Le crime contre l'humanité, les droits de l'homme et l'irréductible humain », *Revue de sciences criminelles et de droit pénal*, juillet-septembre 1994, pp. 477-490.

l'échelle institutionnelle (institutions sociales et institutions politiques).

Les différents champs d'intérêts et de pouvoir de la société sont de totale connivence. De plus, on assiste à un phénomène qui peut paraître paradoxal : plus il y a de comités d'éthiques, plus il y a de maltraitance.

Ces faits sont médiatisés quand ils peuvent être découverts et qu'ils sont effectivement mis au jour. La médiatisation crée quelques émois. Puis le plus souvent, concrètement rien ne change.

Écrire et réfléchir sur ces problèmes, c'est écrire sur le silence. C'est écrire contre la conspiration du silence et des connivences multiples. Les espaces de non-droit ne sont pas spécifiques à la gériatrie. Ils sont présents dans d'autres structures de la société.
La souffrance des familles face à ces problèmes est le plus souvent ineffable La revue de l'association JALMAV[3], dans un de ses numéros consacré à « la violence dans la relation de soin », n'a trouvé aucune famille pouvant accepter d'écrire un article sur ce sujet.

Ce silence se retrouve au niveau de la société. Quand un article ou un livre traite de ce sujet, il est aussitôt tourné en dérision. S'il est pris au sérieux, l'indignation passe très vite, et surtout dans ce réel rien ne bouge.

3. *Jusqu'à La Mort Accompagner la Vie.*

Pourquoi cet état de fait ?

Devant ces problèmes de maltraitance et de déshumanisation, nous sommes face à un black-out de l'action et de la pensée.

L'état de zones de non-droit fait que des crimes et des délits ne sont jamais inscrits dans aucun registre. Des espaces d'impunité totale pour certains existent et perdurent dans notre société.
Il faut garder à l'esprit le fait que certains êtres humains peuvent faire toute leur carrière dans des lieux de maltraitance manifeste, sans que cela ne leur pose aucun problème, ni ne les empêche de participer à des comités d'éthique. L'espèce humaine est ainsi.

La vieillesse est un tabou. C'est quelque chose dont on ne parle pas et un système d'interdictions fonctionne de telle sorte que la société fait silence.

L'être humain a du mal à imaginer qu'il va vieillir. Les hommes politiques en place, de quelque tendance politique qu'ils soient, n'iront pas passer leurs vieux jours dans un mouroir. Ils auront « droit » à la vitrine. Au niveau des différents pouvoirs, il y a une connivence, une méconnaissance et une volonté manifeste de ne pas vouloir savoir.

Les sociétés occidentales « gèrent » une partie des personnes âgées sur le mode de l'exclusion, notamment dans les services de long séjour. Le plus souvent, les personnes qui travaillent dans ces lieux, sont, elles-mêmes, des exclus du système (via des contrats CES, emplois jeunes...

2 — La faillite de l'État

L'État en tant qu'Institution

Le mot État vient du latin *staere* : tenir debout. L'État est une institution, c'est-à-dire une chose établie. C'est un repère psychique structurant. On pourrait donc dire que l'État est l'institution qui permet aux citoyens de tenir debout. C'est l'institution qui fait se tenir debout la société. L'État est le garant de la Loi, laquelle a pour fonction de protéger le plus faible. Laquelle est nécessaire pour que le plus faible puisse faire appel.

La violence est au fondement de tout État. Y compris l'État de droit des démocraties libérales. Pour s'établir et se maintenir, l'État produit et gère de la violence. Ces mouvements transitent par les institutions de la violence légitime dont il s'est doté (police, armée..) pour l'administrer et le protéger. Les institutions juridiques, par les lois et les règlements, encadrent, en l'organisant, la violence inhérente à toute vie en société.

Historiquement l'État est le garant de l'ordre juridique. Or depuis trente ans cette conception est battue en brèche. La puissance publique a renoncé à réglementer les comportements. L'État suit les mouvements de la société. Dans une société en perte de repères symboliques l'État, en tant qu'élément qui devrait dépasser les citoyens, perd lui aussi ses repères.

Nous vivons dans un monde de plus en plus privatisé. La situation contemporaine est très incertaine. On voit se développer dans le monde occidental un type d'individu qui est privatisé, enfermé dans son petit milieu personnel et cynique à l'égard de la politique. La corruption des responsables politiques, dans les sociétés contemporaines, est devenue un trait systémique, un trait structurel. Ce n'est pas anecdotique. C'est incorporé dans le fonctionnement du système qui ne peut faire autrement.

Aujourd'hui, les deux plus hautes figures de la responsabilité humaine que sont la responsabilité parentale et la responsabilité politique sont en même temps ébranlées. Elles ne sont plus soutenues par des identifications, comme si elles n'avaient plus en elles de sens suffisant pour les porter. Elles ne fonctionnent plus comme des institutions qui orientent notre avenir par leur puissance de signification commune.

Au niveau de la politique vieillesse, il nous semble que l'État est en faillite.
La libération de vastes secteurs de conduites sociales et culturelles va de pair avec le délabrement du pouvoir de l'État par les réseaux financiers mondiaux et les entreprises transnationales.

Il n'y a aucun droit de l'homme concevable en dehors de la Loi. Aucune liberté, aucune protection, aucune des valeurs républicaines ne peut exister sans incarnation juridique, ni sans un État qui les fasse respecter.

La perte de l'Autorité de l'État implique un écart croissant entre les discours et les actes des responsables politiques. Au niveau du fonctionnement même de l'État, on note une hausse des défauts de fonctionnement et une impunité des délits qui le rendent difficilement respectable.

Le respect de l'autorité de l'État implique l'usage de la force mais implique aussi que l'État ait le monopole de cette force. Il y a un progrès pour les libertés publiques et les droits de la personne à substituer des lois et un ordre juridique à la « Loi » de la jungle.

La force est consubstantielle à l'État, comme elle est le complément indispensable de la justice.

Le non-contrôle

L'État ne remplit pas ses fonctions en matière de contrôle du domaine sanitaire et social : il ne fait pas son travail.

Le monde sanitaire et social est hors contrôle en France. Un rapport a été remis par deux inspecteurs de l'I.G.A.S. [4]. L'État ne surveille pas les organismes médico-sociaux qui dépendent de lui. Il fixe des règles mais ne vérifie pas leur application. Il donne de l'argent mais ne contrôle pas son utilisation, oubliant cette fonction régalienne qui est la sienne.

Ce rapport[5] est resté secret. Ce long travail a été mis au fond d'un tiroir[6]. Pourtant, la problématique posée est loin d'être anodine.

L'État, par le biais des D.D.A.S.S.[7] dans les départements et des D.R.A.S.S.[8] pour les régions, est sensé évaluer toutes les structures sanitaires et sociales,

4. Inspection Générale des Affaires Sociales.
5. *Libération* du 27 janvier 1998.
6. Auteurs : Nathalie DESTAIS et Gérard VINCENT.
7. Directions Départementales des Affaires Sanitaires et Sociales.
8. Directions Régionales des Affaires Sanitaires et Sociales.

donc les maisons de retraite et les hôpitaux. Très rares sont les contrôles en dehors des plaintes. De plus il est rarissime qu'une plainte puisse aboutir dans le secteur public. Cette faillite s'explique le plus souvent par le manque de moyens et la non-volonté de contrôle. Le manque d'impulsion et d'attention de l'administration centrale d'inspection et de contrôle est notable. Il est évident que cet état de fait favorise les dérives de toutes sortes.

Un monde en perte de références

Nous vivons dans des mondes en perte de références. C'est-à-dire en perte d'un au-delà symbolique. C'est cet au-delà symbolique qui donne sens au lien immédiat et fonde le processus de la différenciation symbolique pour lequel un sujet se constitue comme tel.

La tâche de la société est d'instituer la vie. Autrement dit : faire que la vie soit possible au niveau symbolique, ceci pour ne pas tomber dans la barbarie ou la folie. Tout être humain, pour vivre, est pris dans un univers symbolique qui lui sert de référence. Actuellement, il y a un renversement de l'ordre du monde qui fait de la condition humaine une affaire personnelle et privée. Cet état de fait est aussi bien destructeur, pour l'individu que pour la société.

Les sociétés occidentales affirment l'authenticité singulière de l'individu. En ce sens qu'un individu est un mini-état. Il y a une popularisation du narcissisme du sujet auto-fondé.

Pour Pierre LEGENDRE :

> « Dans toute société, un au-delà du sujet et des familles doit prendre consistance, auquel tout individu et toute famille se trouvent, par principe, repérés comme à ce qui les fondent, les légitiment en les arrimant à la loi de l'espèce, leur inflige la marque de l'humanité en les inscrivant dans la culture [9]».

Un sujet ne peut exister *ex-nihilo* sans être inscrit dans un généalogie. Toute famille est rattachée à la Loi de l'espèce humaine. Ce sont ces paramètres qui font qu'un être humain peut faire partie de l'humanité au sens symbolique du terme. On ne peut « s'autonormer » dans ce qui serait le self-service de l'univers.

Or, il règne aujourd'hui, dans les sociétés occidentales, l'utopie d'un self-service normatif. Ceci est une forme consentie de déshumanisation. On a alors des enfants parentifiés, des parents infantilisés. La question générationnelle s'abolit dans un lieu où les places sont mal définies et où chacun joue tous les rôles.

3 — Des changements au niveau de la famille

La famille dont nous parlons ici est la famille en tant qu'Institution. Le mot Institution vient du latin *instituere*, *statuere*. L'institution c'est la chose établie.

Dans notre contexte, une institution est un montage symbolique qui lie et sépare, qui met en relation et

---

9. Pierre LEGENDRE, *Filiation*, Fayard, 1990, p. 189.

distingue. Ceci dans le but d'organiser le magma relationnel.

Actuellement les sociétés occidentales vivent des changements fondamentaux au niveau du vécu de la famille.

Une époque de confusion des âges

L'enfant a été reconnu le 2 septembre 1989 comme une personne humaine en titre. C'est-à-dire un citoyen de plein droit. On peut se demander, comme le fait Pascal BRUCKNER[10], si ce n'est pas un cadeau empoisonné que l'on fait là à l'enfance. Nous courrons le risque que cela élude les devoirs des parents et des éducateurs. Ce que l'on réclame c'est moins la reconnaissance du petit homme comme sujet que le droit à la confusion des âges.

On oublie alors, trop à notre avis, que la parenté est régie par une dissymétrie des places et des responsabilités corrélatives à celles-ci. Telle était la grande leçon du Droit Romain.

La parenté est la gardienne de l'assignation des places. Il y a dans la filiation un héritage pour autrui qui configure l'identité humaine et par là échappe même à toute liberté individuelle. Nos sociétés, promptes à s'identifier à l'enfant, renoncent aux responsabilités requises par l'ordre généalogique.

Pour acquérir son identité, tout individu doit traverser la permutation des places généalogiques où l'on passe d'une relation de soumission à la Loi, à

---

10. Pascal BRUCKNER, *La tentation de l'innocence*, Grasset 1995.

une autonomie du sujet par la Loi. Il faut un jour cesser d'être enfant pour devenir parent afin d'exister dans une continuité sans confusion entre les générations.

Pour la sociologue Irène THERY[11], la famille n'est plus pensée comme une institution parce qu'elle est devenue impensable. Cette question est actuellement occultée dans et par le débat public. Deux pôles présentent chacun une vision très spécifique. On a d'un côté la défense de la famille traditionnelle, et, de l'autre, une fuite en avant vers une abolition pure et simple de la différence des sexes et des générations.

Le Code Napoléon instaurait la puissance paternelle. La loi du 4 juin 1970 instaure la passage de l'Autorité paternelle à l'Autorité parentale. Ce glissement dans l'Autorité légale induit son partage en octroyant des droits à la mère, voire aux grands- parents en cas de défaillance des parents.
Il n'y aurait plus celui qui ordonne et celui qui obéit mais des domaines où les parents sont amenés à demander des explications à leurs enfants et d'autres où les parents devront donner des explications à leurs enfants. A l'Autorité parentale copiée sur le modèle hiérarchique militaire a succédé une relation de copinage avec des parents plus ou moins démissionnaires. Après l'époque des parents autoritaires, puis démissionnaires, on s'achemine vers une société d'Experts ou l'Autorité n'est pas simplement acceptée mais fonction de compétences nommées par autrui. Il ne s'agit plus d'être autoritaire mais de faire autorité. Or ce système laisse de côté les plus démunis.

---

11. Irène THERY, *Esprit n° 277*, déc 1996, « Malaise dans la filiation », p. 50 à 90.

Comment se faire respecter quand il n'y a plus le soutien de l'Autorité ?

Dans les années 1950-1970, les jeunes qui s'opposaient à leurs parents utilisaient les mêmes codes culturels qu'eux. Aujourd'hui, on remarque un véritable divorce entre les générations. Jamais les adultes n'ont eu aussi peur des jeunes. Ce divorce est insupportable aux jeunes qui vont chercher ailleurs l'Autorité que les parents ne peuvent plus assumer. Au phénomène d'autorité du grand sur le petit, on a remplacé les pères par les frères. Parallèlement à cela l'idéologie des droits de l'enfant prend une place grandissante et s'est mis en place un système de punitions des parents par la possibilité de supprimer les allocations familiales.

Un autre phénomène au niveau de la famille est la désarticulation du lien entre conjugalité et filiation. Les familles recomposées sont très courantes. La famille se maternalise. Il y a actuellement tout un courant idéologique qui conseille aux nouveaux pères d'être des deuxièmes mères. Et si possible encore plus maternants encore, pour qu'ils soient plus compétitifs sur le marché de la parentalité.

Une époque de confusion des places

On assiste à une conception de la famille comme celle d'un type de lien librement consenti : la famille serait alors une association, un regroupement d'individus ayant des intérêts en commun.

Si l'on se place d'un point de vue psychanalytique, cette conception ne peut que surprendre, et même paraître très étrange.

La famille est, de ce point de vue, l'institution qui articule la différence des sexes et des générations. Cette différence n'est pas d'ordre biologique, mais relève d'une institution. L'ordre biologique c'est l'ordre du vivant des cellules ; une institution, c'est un montage symbolique qui lie et qui sépare, qui met en relation et qui distingue. C'est cette institution qui permet d'échapper au magma relationnel.

Dans les sociétés occidentales, au niveau des relations parents-enfants, on remarque un mouvement d'individuation qui se retrouve dans toutes les sociétés démocratiques. Il y a une forme de passage de la famille à l'individu.

Ces éléments font que la famille devient impensable en tant qu'institution, la vieillesse devient alors elle aussi impensable. On ne peut penser la vieillesse, ou du moins sa vieillesse, que si l'on se situe dans une lignée. C'est le fait que des générations nous précèdent et éventuellement nous succèdent, qui fait que nous puissions penser le temps qui passe.

Le fait qu'on ait des parents, que l'on puisse le devenir, nous situe dans le temps et dans la vie. Ce phénomène fait que l'on puisse avoir des idées sur le passage du temps, c'est-à-dire que nous puissions appréhender la vieillesse, celle des autres, la nôtre.

L'homme occidental est « désafilié »[12]. Il y a un problème dans la filiation qui fait que nous avons du mal à penser les générations. Les sociétés occidentales sont en état de dérive symbolique. Elles ne savent plus sur quoi s'arrimer.

---

12. *Op. cit.*, p. 50.

Les sociétés occidentales sont des sociétés où les normes sociales sont de moins en moins sûres. Aucun sociologue ne s'aventure plus à parler de famille « normale », tant coexistent des types nombreux de familles.

Nous avons donc une confusion des âges et des places tant familiales que sociales qui induit une confusion dans la pensée du temps qui passe et de ce fait sur la place que nous donnons à la vieillesse.

Face à un risque majeur d'indifférenciation morale et générationnelle, il y a une exigence de sens.

Ce paradoxe de l'indifférenciation du monde n'est pas propre à la famille. Depuis que l'humanité existe, aucune société n'a jamais réduit la famille à une simple réalité biologique ni à une simple communauté affinitaire. Le groupe familial n'est pas un groupe comme les autres, les places n'y sont pas interchangeables. Les individus ne peuvent pas désigner celle qui leur revient selon leur bon plaisir.

Un des aspects les moins compris de la crise de l'institution familiale est qu'il y a une situation tout à fait inédite : les mots de père, mère, fils ou fille sont devenus incertains. La perception de l'individu comme source et fin de toute chose, a dévalué l'ensemble des montages institutionnels pour lesquels l'humanité institue la vie. Le manque de certitudes concernant une assignation des places et des rôles autrefois donnés par un cadre social stable, la montée de l'individualité font que les gens ont à se déterminer eux-mêmes et qu'ils manquent de repères.

La dévaluation des fictions symboliques et des places, considérées comme inauthentiques, condamne à l'enfermement subjectif. Chacun n'existe plus que par le regard de l'autre. Mais ce regard fonctionne comme un miroir et non comme un regard subjectif et s'il est quelque chose de douloureux dans la vieillesse, c'est de voir qu'on est vieux dans le regard de l'autre. Cette survalorisation de la relation à autrui caractérise les sociétés contemporaines. Ce que nous avons perdu, selon Robert CASTEL[13], c'est la compréhension que le système généalogique est d'abord un système de permutation des places. Le fils cesse d'être un fils pour devenir un père, permettant alors à son fils d'accéder à sa propre place de fils. Cette permutation ne va pas de soi :

> « Parce que dans le tréfonds de sa personne, un père ne cède totalement sa place d'enfant — sa place de fils — à son enfant. Il reste plus ou moins solidement accroché à son statut de fils adressant une demande d'enfant à ses propres parents à travers sa descendance »[14].

L'institution familiale fonctionne en rendant cette permutation possible, en l'autorisant, c'est-à-dire en permettant à chaque parent d'assumer son « office de parent », ceci en référence à une autorité qui ne vient pas de lui.

Ce désancrage de la généalogie risque d'être un système qui va faire loi. Le grand danger de ce phénomène est de ne régler les échanges internes que par l'affrontement des désirs, des pulsions, des besoins. Ceci augmente les phénomènes de déshumanisation.

Paradoxalement, cette fragilité nouvelle de la famille ne la rend pas plus légère.

---

13. Robert CASTEL, « Le roman de la désafiliation », *le debat* n°61, Sept-Oct 1990.
14. Pierre LEGENDRE, *Filiations*, Fayard, 1991, page 189.

D'une famille qui apparemment pèse à peine plus lourd que nous, pourquoi est-il si malaisé, si douloureux de se défaire ? Pourquoi y a-t-il tant de violence ?
L'expression famille nucléaire est significative : la famille est réduite à son noyau parcouru par des forces cohésives contraires. Les individus en sont les éléments.

Dans le fait de donner la vie, le donateur ne choisit pas ce qu'il donne. Donner la « vie » c'est donner ce que l'on possède pas, c'est donner son consentement intime à être dépossédé de soi-même. Dans l'idéal, l'enfant pour se développer ne devrait pas s'appréhender comme possédé, comme acquis par la mère. Il doit découvrir cet au-delà de la mère qu'est le père. Encore faut-il que ce père existe pour la mère et fasse acte de présence.

Chaque enfant, pour devenir un être humain, doit parcourir ce cheminement qui va du désir incestueux à son déplacement, mais aussi du fantasme d'être aimé incestueusement à la certitude d'être protégé de cette transgression.

Pour tuer ses parents (au sens symbolique), il faut d'abord avoir été aimé par eux. Un enfant qui n'aurait pas été aimé par ses parents ne saurait les tuer.

Parents et enfants représentent l'un pour l'autre la mort. Il est ici question de la place. Or quand les places sont incertaines, quand les Institutions qui aident à tenir vacillent, la représentation que chaque membre a de sa situation dans sa filiation a une influence majeure sur la conception qu'il aura de la vieillesse et du temps qui passe.

II

Des vieillesses hors droit

Une propension au mal, non pas pris pour le bien, mais connu comme tel, peut se rencontrer chez les êtres humains qui semblent agréables et normaux L'une des faiblesses cachées de notre psychologie vient de notre incapacité à voir cela.

Arthur MILLER

La maltraitance des personnes âgées existe. Répétons-le, c'est un phénomène qui appartient à « l'ineffable » de la société française. Ce que nous entendons par espace de non droit ce sont des lieux où l'interdit du délit et du crime ne fonctionne pas. Non seulement il ne fonctionne pas, mais en plus il n'est pas sanctionné par la loi. Ces espaces n'existent pas seulement en gériatrie. La société feint de ne pas être au courant et de ne rien voir. Tout le monde fait comme si cela n'existait pas.

Écrire sur ces problèmes, c'est écrire sur le silence.

Le droit est ce qui est exigible, ce qui est permis dans une collectivité humaine. C'est ce qui constitue le fondement de l'homme vivant dans une société. C'est l'ensemble des règles régissant les rapports humains. Le droit a une fonction psychique. Il permet à l'être humain de vivre en pleine humanité et de façon digne.

Nous posons comme présupposé que tout être humain doit vivre dans un espace de droit pour s'assumer en tant que sujet. Nous vivons dans une époque de perte de repères et de confusion des rôles. Le Droit et la Loi devraient permettre de remédier à ces problèmes. Encore faut-il que le Droit et la Loi puissent fonctionner. Or dans certains espaces gériatriques, ces éléments de fonctionnent plus.

1 — Il y a des vieillesses

Il est difficile de donner une définition de la vieillesse. Il y a *des* vieillesses.

Quel que soit son âge, tout être humain est un être de langage et un être de lien.

Le vieillissement est inhérent à toute existence humaine

Le temps qui passe fait, à partir d'un certain moment, que l'on cesse de grandir et que le processus du vieillissement se produit.

C'est par le corps et le regard de l'autre que l'on appréhende le plus le fait de vieillir. Au fil des jours nous ne nous rendons pas compte que le temps passe et s'inscrit sur notre corps. C'est le regard des autres qui nous renvoie le fait que nous avons vieilli.

Le monde valorisé, dans les sociétés occidentales, est celui de la superficialité. Il y a un impératif d'apparence idéale de jeunesse et de séduction. L'extension de ce souci de soi, qui prend parfois des proportions inquiétantes, date de la fin des années 70. Ceci va de pair avec une crise du sens des valeurs et de la séduction.

L'apparence est le seul moyen d'exister. Le plus profond est la surface. La peau et les formes du corps sont la seule manière d'exister aux yeux des autres. Tout cela avec un puissant désir de jeunesse éternelle.

Il y a une option implicite dans la pensée freudienne :

> « La fin vers laquelle tend toute vie est la mort, et inversement le non-vivant est antérieur au vivant »[1].

Cette fin est reconnue par FREUD comme une loi :

> « Puisqu'on doit mourir, et peut-être avant de mourir soi-même assister à la mort d'êtres proches, on trouve une consolation à savoir qu'on est une victime... d'une loi implacable de la nature... à laquelle nul vivant ne peut se soustraire »[2].

L'existence est le résultat du dépassement des forces vives et des forces mortifères qui habitent tout un chacun. Dans cette perspective il est inexact de dire

---

1. *Au-delà du principe de plaisir*, in Essais de Psychanalyse, Payot, 1970, p. 7.
2. *Ibid*, p. 89.

que la vie est le contraire de la mort, elle est son envers. Ces deux pulsions, la pulsion de vie et la pulsion de mort, sont articulées l'une à l'autre, l'une dans l'autre en quelque sorte. Le contraire, aussi bien de la pulsion de vie que de la pulsion de mort, serait la non-existence, qui est à la fois la non-vie et la non-mort. Il s'agirait là d'un état sans tension aucune, c'est-à-dire sans problèmes.

Un sujet est un être humain situé dans une lignée généalogique et c'est un être sexué. Il appartient à l'un ou l'autre sexe.
La caractéristique des humains, au contraire des dieux ou des machines, est qu'il sont mortels et que ce sont des êtres de mémoire.

2 — Les espaces de non-droit en gériatrie

Dans notre contexte le non-droit renvoie à la violence et à la déshumanisation.

La difficulté de la notion de maltraitance

On ne peut se battre et faire admettre l'inadmissible. L'association ALMA s'est lancée dans l'aventure. Il est difficile de traquer des délits que trop de gens veulent ignorer et dont on cherche à minimiser l'existence et l'importance.

L'existence d'une telle maltraitance était niée il y a quelques années par les acteurs du soin et du soutien social aux personnes âgées. Pourtant cette maltraitance avait été souvent relatée dans la littérature par Balzac, Zola... Actuellement ces sujets alimentent des publications diverses et des congrès mais sans que cela ait quelques conséquences sur la réalité des faits.

Un autre paradoxe est le fait que plus il y a de comités d'éthique, plus il y a de déshumanisation et de maltraitance. Il nous semble que nous avons affaire à un clivage dont nous reparlerons plus loin, un clivage est lié au déni de la mort et à la souffrance au travail.

Les maltraitances dont on parle

Il y a le visible et l'invisible. Il y a toutes les maltraitances cachées, avec des victimes qui préfèrent souffrir en silence et ce parce que « ce sont des histoires de familles », ou parce que, en institutions, les victimes et les familles craignent le rejet et les représailles. La difficulté de ce type de problème est dans la difficulté du constat.
Les faits ne sont connus du public que très difficilement.

Les victimes âgées n'osent ou ne peuvent se plaindre. La famille est un espace secret. Les soignants, bien que la loi les délie du secret professionnel, préfèrent se taire.

Nous reprendrons la classification de l'association ALMA[3] et du professeur HUGONOT, qui en est le fondateur :
Il distingue :
- Les maltraitances par action délibérée de nuire : d'ordre financier, psychologique, physique.

---

3. Allô Maltraitance des Personnes Âgées, Tél. : 04 76 01 06 06.

- Les maltraitances par omission : elles sont plus dissimulées (et méconnues) que les précédentes.

De plus, ajoutons que les protections administratives et syndicales font que le personnel est intouchable et les responsabilités indémontrables.

Le problème de la définition de la violence

Si l'on se réfère à FREUD, la violence peut se définir comme une force qui prend son origine dans l'énergie qui émane du corps. Cette énergie joue un rôle dans le fonctionnement de l'appareil psychique. C'est donc un concept à la fois somatique et psychique.

Il n'y a pas de définition claire de la violence car la violence ne se limite pas à ses manifestations spectaculaires, visibles ou légalisées.

A notre avis, la pensée de la violence, sa dimension inhérente à l'être humain est indispensable. Pour penser l'humain, il faut accepter la part d'inhumain qu'il y a dans l'humain et la part d'humain qu'il y a dans l'inhumain.

La violence indique l'imperfection de l'humanité et de ce fait elle nous oblige à considérer la société comme imparfaite.

On parle souvent de relations de violence. Or la violence n'est pas la forme extrême que peut prendre la relation. C'est un paradoxe. La violence a pour projet d'annuler la relation. On pourrait de ce fait comparer la relation de violence à une relation qui a pour objet d'effacer la différence.

Face à la souffrance de l'autre, et aussi face à la souffrance que génère cette souffrance, la tentation d'annuler la relation est grande. L'annulation de cette relation peut prendre des formes diverses, comme la non-présence psychique.

Le vertige que génère la faiblesse de celui qui se trouve démuni peut précipiter tout être humain dans un phénomène de relation duelle. La dualité, c'est ici ce qui est double en soi, la coexistence de deux éléments de nature mal différenciée. Les sujets présents dans ce type de relation n'arrivent alors plus à prendre ni à garder la bonne distance.

On croit souvent que l'excès de différence provoque l'opposition haineuse. Nous pensons au contraire qu'un manque de différenciation peut produire les antagonismes les plus destructeurs. Face à la vieillesse ou à la mort, les projections que les sujets peuvent recevoir sont telles qu'un phénomène d'envahissement peut se produire et être générateur d'un sentiment de non-différenciation.

Pour la majorité des habitants des pays occidentaux riches, la vieillesse fait peur ou peut faire peur, car tout un chacun sait qu'un jour il sera vieux. Cette peur peut générer une dualité. Et du fait de cette dualité, il peut y avoir une forme d'attraction allant jusqu'à la fusion. La fusion est un type de rapport dans lequel la relation à l'autre s'abolit. De ce fait la fusion ne peut que générer violence et mort.

Seule une médiation tierce permet de sortir de la violence. Et le Tiers doit être manifesté ou actualisé par la Loi et le Droit.

Pour ne pas tomber dans l'infantilisation ou la victimisation, il nous semble fondamental de rester dans la problématique de l'échange dans les relations de dépendances.

Il est fondamental de garder une articulation permanente entre le donner et le recevoir. Si cette articulation ne fonctionne pas, la relation peut s'orienter vers deux extrêmes que sont la prise de pouvoir sur l'autre ou au contraire la soumission et l'abdication.

Dans une société qui perd ses repères, on assiste souvent à une montée en puissance du juridique comme mode de réduction des conflits. Le juridique n'est pas le droit. Encore faut-il que pour que le droit puisse fonctionner, nous soyons dans des espaces de droit, c'est-à-dire des espaces où la loi fonctionne, où elle est appliquée.

Plus la sécurité augmente dans une société, plus s'étend le besoin de se prémunir d'une adversité qui peut sortir de partout. Moins l'homme contemporain s'expose, plus il se sent en danger. La loi a pour fonction de protéger le plus faible. Elle est nécessaire pour que celui-ci puisse faire appel. Mais pour ce faire, encore faut-il que quelqu'un soit là pour représenter l'Autorité. Or dans certaines situations, l'Autorité est absente. Nul n'est là pour répondre, pour assumer dans la mesure où celle-ci signifie être responsable. Seule la force de l'Autorité de la loi peut arrêter la violence mortifère, présente en tout un chacun. Sinon qui arrêtera la jouissance de ceux qui n'ont ni foi, ni loi ?

3 — Pourquoi de tels espaces perdurent-ils ?

Le problème du silence

Toute Institution, quelle qu'elle soit, défend les intérêts de l'Institution avant de défendre ceux dont elle a la charge. Tout pouvoir est avant tout préoccupé par ses intérêts et sa reproduction.

Dans une société du spectacle et de l'apparence, où l'honnêteté et l'intégrité sont loin d'être des valeurs valorisées, le problème est encore plus ardu. Dans un système de compromission généralisé l'« Omerta » est la règle.

Nous interroger sur la maltraitance des sujets âgés, c'est nous interroger sur les idées que nous avons sur notre propre violence. C'est interroger la violence présente en chacun de nous.

Toute société a des impensables. Dans la nôtre il est difficile de penser la violence familiale et la violence sur les personnes âgées.

La violence, c'est plus que des coups et des cris : c'est un hors-pensée, un hors-contrôle du moi.

Le silence sur ces phénomènes vient aussi du fait que la réponse de l'environnement à la force des pulsions n'est plus adaptée. La famille a, entre autres fonctions, à gérer la violence de l'enfant. La société a, entre autres fonctions, à gérer la violence des êtres qui la composent. Nous avons vu précédemment que ces institutions ne se comportent plus comme des éléments qui font tenir et qui font armature. L'État et la famille n'assurent plus les repères structurants.

Les rituels permettent d'organiser la violence, or nous vivons dans des sociétés occidentales où les rites de passage sont en déshérence. Ces rites permettaient les accès et la symbolisation des différentes étapes de la vie. Leur disparition ajoute à la confusion ambiante.
Et, dans les sociétés occidentales, les hommes n'ont plus de raison de vivre.

Les phénomènes tels que la violence sont générateurs de mal-être et de souffrance. On peut se demander pourquoi une telle situation dure encore.

Pourquoi reproduire une situation non satisfaisante ?

Il existe une règle impitoyable dans le fonctionnement psychique qui fait qu'on ne peut se séparer que d'un objet satisfaisant.

Ceci, d'un point de vue théorique, pour plusieurs raisons :

Tout d'abord seule une relation satisfaisante permet au sujet de garder en lui une représentation satisfaisante. C'est cette représentation interne satisfaisante qui permet au sujet de pouvoir s'éloigner psychiquement en toute sécurité.
D'autre part une relation inadéquate laisse le sujet dans une situation d'hémorragie psychique constante. Ceci dans l'attente d'une réponse adaptée à sa demande, réponse qui peut ne jamais venir.

L'amour est toujours incertain. La haine est toujours sûre. Renoncer à l'objet violent c'est renoncer à haïr. Pour la majorité des êtres humains mieux vaut

un mauvais objet intérieur qu'en risquer la perte à jamais.
Pour sortir de cette situation, il faudrait un travail psychique. Car si on ne peut évoquer les représentations et les affects qui nous habitent, alors la violence devient impossible à traiter. Cela implique la nécessité de rejouer la violence. Et si on ne peut pas penser sa violence on ne peut pas la panser.

Le phénomène de déshumanisation trouve son origine dans les conduites humaines. Cela suppose aussi que des êtres humains apportent leur concours à ce mode de fonctionnement et à son efficacité. En tout cas, ils n'empêchent pas son développement. Il y a d'un côté un aveuglement face à la vieillesse et la mort et de l'autre un calcul et une stratégie.

La question centrale est pour nous : quels sont les ressorts subjectifs de la déshumanisation par rapport au vieillissement ?

Pourquoi les uns consentent-ils à « subir » la déshumanisation cependant que d'autres consentent à déshumaniser ?
Si cette « machinerie » marche, c'est que nous consentons à la faire fonctionner, que nous la faisons fonctionner.

Pour analyser les ressorts subjectifs, c'est-à-dire relatifs au sujet psychique, qui jouent un rôle déterminant, nous allons utiliser deux axes de réflexion pour tenter de trouver une amorce de réponse à ces deux questions :

1 — le déni de la mort dans les sociétés occidentales.

2 — l'augmentation de la banalisation du mal.

III

Le déni de la mort

> *« Où en est donc arrivé l'individu, et combien doit être faible la religion de la science — celle que l'on suppose avoir remplacé la vieille religion — pour que nous n'osions pas faire savoir à celui-ci ou à celui-là qu'il est sur le point de mourir. »*
>
> Sigmund FREUD

La mort a toujours été un problème, mais cette problèmatisation subit les effets liés à l'essor des sciences et des techniques.

Nous le répétons, il y a une option implicite dans la pensée freudienne :

> « La fin vers laquelle tend toute vie est la mort, et inversement le non-vivant est antérieur au vivant ».

Cette fin est reconnue par Freud comme une loi :

> « puisqu'on doit mourir, et peut-être avant de mourir soit assister à la mort d'être proche, on trouve une consolation à savoir qu'on est une victime... d'une loi

implacable de la nature... à laquelle nul vivant ne peut se soustraire ».

Chacun est habité par des forces vives et des forces mortifères. La vie de tout un chacun est le résultat du dépassement de ces forces. Dans cette perspective, il est inexacte de dire que la vie est le contraire de la mort : c'est son envers.

Les forces mortifères sont à l'œuvre au sein même de la vie. Sur le plan physiologique, ces forces sont signifiées par la fatigue, l'usure, les détériorations fonctionnelles. Du point de vue psychique, elles sont signifiées par la lassitude.

Si le désir n'a pas d'âge, le corps lui en a un. Dans ce qu'il a de plus visible, le temps qui passe s'inscrit au niveau des corps. D'un point de vue psychique, le déni nie l'existence de la réalité et la fait disparaître de son champ de travail quand elle est trop menaçante.

1 — La mort comme problème

De tout temps, les sociétés humaines ont été confrontées à l'énigme et au mystère de la mort. Pour la première fois, la mort se problématise. Présenter la mort comme un problème, signifie aussi que l'on peut trouver des solutions, qu'il est possible d'abolir et d'effacer la mort.

Si la vieillesse n'est plus qu'une question de temps, s'il est possible non seulement d'effacer les marques du temps, mais surtout de faire reculer l'horloge biologique, alors la mort sera bientôt terrassée.

Toutes les définitions du normal et du pathologique sont alors bouleversées. On est dans le mythe de la santé parfaite : ne pas être malade est la moindre des choses. Il devient alors difficile pour certains de faire la différence entre ce qui peut être modifiable, tel le délabrement physique, et les fatalités inexorables, telles la finitude et la mort.

L'avènement de la science a bouleversé notre relation traditionnelle avec la mort. Si bien que le psychanalyste et juriste Pierre Legendre a pu parler de « religion industrielle »[1].

On compte deux ordres de choses complètement différents.

D'une part, les phénomènes de la nature : la nécessité, et, si l'on peut dire, l'inéluctable de ses Lois.

D'autre part, la « religion de la science »[2] fournit des procédures pratiques, qui hors de leur champ de validité, tel celui de la mort, ne peuvent servir qu'à nous rendre silencieux. La science a réponse à tout et réduit au silence tout questionnement qui échappe de son champ pratique d'application. Cela est flagrant à propos de la mort et de sa symbolisation.

La recherche de l'efficience, de l'efficacité font que, dans nos sociétés, la dimension métaphorique de la parole est récusée. Or cette dimension de la parole est la seule qui permette au sujet de dire quelque chose sur son désir. On pourrait traduire cet état de fait par : « prouvez-le ou taisez-vous ». Ceci va de concert avec un fantasme de toute puissance de la

1. Pierre Legendre, *La fabrique de l'homme occidental*, Mille et Une nuit, 1996.
2. *Ibid.*

science. Science qui, avec la mort rencontre un réel incontournable.

L'homme lui-même se désertifie en se présentant comme un objet de science, alors qu'il en est le sujet.

La psychanalyse présente le sujet comme divisé. Ceci signifie qu'il n'est pas entièrement ce qu'il représente. La mort aussi nous divise. Elle nous fait apparaître non entiers à nous-mêmes.

La mort, l'idée de la mort, nous renvoie à la conception que nous avons de notre propre mort. Il nous semble fondamental de signaler que l'être humain vit mal s'il s'évertue à faire l'économie d'une réflexion sur sa propre mort.

L'humanité désigne ce qui fait qu'un homme est un homme, son essence, son être propre. Atteindre à l'humanité d'une personne, c'est l'atteindre à plusieurs niveaux : dans son corps, sa vie, dans sa liberté, mais également dans sa dignité d'homme qui le fait semblable aux autres hommes.

L'homme que l'on dépouille de son humanité est une victime que l'on déshumanise. La paradoxe est que cette rupture du lien humain échappe au langage et qu'elle doit pourtant être dite.

Mais jusqu'où va cette déshumanisation et peut-on parler d'un rejet à jamais hors du champ de l'espèce humaine ?
Pour cela, il nous faut explorer les zones troubles où commence l'inhumain et où finit l'humain. Penser ces phénomènes conduit à accepter la part d'inhumain qu'il y a en chaque humain.

Les caractéristiques d'un être humain sont d'être mortel et d'être dôté de mémoire. Refuser l'immortalité c'est refuser d'oublier. Les « mortels » ne sont des humains que s'ils sont des êtres de mémoire. La mémoire est le propre de l'homme, être temporel, soumis à la loi du devenir et donc de la mort. Quitter l'humanité, c'est abolir la mémoire.

Une autre caractéristique du genre humain est de s'engendrer. Le « genre » humain « s'engendre ». Ce n'est pas seulement le genre humain qui doit transmettre pour assurer sa perpétuation, mais un ordre culturel au sens large, et aussi un patrimoine (au sens étymologique, ce que lèguent les pères).

Quand les mortels se mettent à pratiquer le genre de vie des immortels (c'est-à-dire à se croire ou se vouloir immortel), la succession des générations est en péril.

Il faudrait s'interroger sur la manière dont on se représente la prolongation de la vie à la lumière des progrès de la médecine. Mais en même temps que la médecine recule les limites de la vie, nous perdons de vue la loi humaine énoncée par les Grecs : la mortalité n'est que l'envers de la natalité, mourir c'est laisser la place au rajeunissement du genre humain. Un genre humain qui vieillit brutalement n'assure plus de la même façon son renouvellement.

La logique du rêve de l'exclusion de la mort est celle de l'élimination de la procréation. Ceci car la procréation est la réponse de la vie à la mort. Sans procréation, nous aurions un monde composé de sujets âgés mais sans jeunes, et un monde d'individus déjà connus, sans la surprise de ceux qui n'ont pas encore existé.

L'humanité peut être meurtrière d'elle-même. De plus, il existe une autre menace plus insidieuse : la logique du développement techno-scientifique. Face à tout cela il faut avoir peur. Il faut penser la déshumanisation afin de savoir et de vouloir l'empêcher. Pour cela, le philosophe Hans Jonas nous propose une méthode, « l'heuristique de la peur ».

Elle consiste à anticiper la menace. La peur qui fait essentiellement partie de la responsabilité n'est pas celle qui nous déconseille d'agir. La peur dont il est question ici c'est la peur qui invite à agir ; cette peur que nous vivons est la peur de la responsabilité.

> « L'anticipation de la menace peut servir de boussole dans la construction de cette futurologie dans la mesure où c'est la représentation imaginée du péril à venir — la destruction de toute humanité future — qui nous donne le savoir adéquat de ce qui est à protéger. Seule la prévision de la déformation de l'homme nous fournit le concept de l'homme qui permet de nous en prémunir. Nous savons seulement ce qui est en jeu, dès lors nous savons que cela est en jeu ». [3]

L'heuristique c'est l'art de la recherche, l'aptitude à poser les bonnes questions. L'hypothèse de la déshumanisation n'est pas le résultat d'une complaisance morbide et trouble. C'est un acte d'espoir, c'est le moyen de penser l'inhumain absolu parce qu'irréversible. C'est-à-dire la suppression du genre humain par la négligence de l'homme lui-même.

On ne peut se représenter une telle barbarie qu'en la redoutant. Si on la redoute, c'est qu'on veut la combattre. Telle est la signification profonde de l'heuristique de la peur.

---

3. Hans JONAS, *Le principe de Responsabilité*, Cerf, 1990, page 13.

2 — Ne pas voler la mort

Les travaux de Hans JONAS

On parle souvent du droit de vivre, plus rarement du droit de mourir. « La vie » est citée en premier lieu dans la déclaration d'indépendance parmi les droits inaliénables.

Selon le philosophe Hans Jonas[4], la vie n'existe pas en vertu d'un droit, mais est issue d'une décision de nature. Mais souvent, les êtres humains considèrent la vie comme un droit. Vivre signifie alors poser des exigences au monde environnant. La vie dépend donc des acceptations de ce dernier. De plus l'idée de droit implique la rencontre de plusieurs parties.

La technologie médicale a changé l'approche que nous avons de la mort. En l'état actuel des techniques, on peut reculer la limite au-delà de laquelle la vie vaut la peine d'être vécue et pour laquelle la vie garde son prix pour le patient, ou même après lequel le patient est encore capable de jugement. Certains traitements ne font que maintenir l'organisme en marche. D'autres prolongent l'état de souffrance ou l'état minimal existant.

Le droit de mourir dignement

Face à tous ces problèmes nouveaux, il y a donc un nouveau droit : celui de mourir. Le droit à la vie trouve ici son complément. Le droit à la vie inclut le droit à la mort comme sa « propre » mort. Ce droit est

---

4. Hans JONAS, *Le Droit de mourir,* Rivages Poches, 1996.

véritablement inaliénable. La faiblesse humaine préfère souvent y renoncer. On ne peut que rester respectueux devant cet état de fait, qui constitue un droit qu'il convient de satisfaire.

Hans Jonas invoque l'expression « tromperie miséricordieuse » face à cet état de fait. Ces positions postulent que cette mortalité fait partie intégrante de la qualité de la vie. La mort alors ne constitue pas un affront à la vie et n'est pas l'œuvre d'un hasard étranger.

Il ne s'agit pas de penser que la vie puisse être idyllique vingt-quatre heures sur vingt-quatre. Mais il s'agit d'avoir une vie digne comme une mort digne. Le problème est que la dignité ne peut se vivre que dans la conscience. Quand le patient est dans l'impossibilité de choisir, il ne saurait être question « d'un droit de mourir » au sens strict.

Plus que tous les autres droits, le droit de mourir dignement nécessite un détenteur qui le revendique, le cas échéant. Ce détenteur peut être hors d'état de le mettre en application lui-même. Nous sommes alors devant une impasse éthico-légale. Il est des cas où il est impossible d'indiquer quel droit est alors préservé ou violé par une quelconque décision. Préserve-t-on ou viole-t-on le droit de la personne d'autrefois, ou de son reliquat impersonnel d'aujourd'hui ? Étant donné que seule une personne peut être sujet de droit, on peut poser comme hypothèse que c'est de la personne antérieure dont on peut réellement invoquer le droit.

D'un point de vue théorique, la maladie ou la santé restent entièrement une affaire privée. Ma santé, ma maladie louent les services de la médecine par un libre contrat. Moralement, les choses ne sont pas toujours aussi simples. Si l'on prend le cas d'une insuffisance rénale, un refus équivaut au suicide. La contre-violence exercée contre la violence suicidaire n'a pas pour but d'obliger la personne à continuer à vivre mais vise à lui permettre de ré-ouvrir la question. C'est autre chose que de contraindre un malade ou un vieillard qui souffrent désespérément à se soumettre à une théorie de conservation.

Le Droit Public a-t-il une place dans tout cela ? Il faudrait que la loi, conformément à une partie de sa tache de protection du droit de vivre, sanctionne aussi le droit au traitement médical et qu'elle permette à chacun d'y accéder. Ceci est pure utopie.

Le droit de mourir ne se dissocie pas du droit à la vérité. Il est annulé dans ses effets par le mensonge ou la tromperie. La question est de savoir si le patient veut réellement la vérité sans fard et s'il est capable de la supporter. La thèse de Hans Jonas est que l'autonomie du patient doit être préservée. Mais il est parfois difficile de détecter si le patient veut la vérité ou non.

Le droit de mourir, tel que nous venons de l'évoquer à partir des travaux de Hans Jonas, se situe dans le champ pratique.

C'est le fait d'être mortel qui nous fait humain

Il existe un autre droit qui est le droit contemplatif à sa propre mort. Ce droit appliqué à la dignité humaine se situe dans le champ de l'être, et non dans celui de l'action. Il faudrait que le médecin soit prêt à honorer le sens capital de la mort pour la vie.

A part le « droit de mourir », il existe le droit de « posséder » sa propre mort. Ceci dans la conscience bien concrète de son imminence, et non à travers la connaissance abstraite de la mortalité en général. Ce qui fait qu'un être humain est un humain, c'est qu'il est mortel. Les machines ou les dieux ne meurent jamais. La technologie pourrait nous conduire à croire que nous pouvons tout maîtriser. Or la mort nous renvoie au non-savoir et à la non maîtrise.

Autant il est important d'essayer d'avoir une représentation de sa propre mort, autant il faut se méfier des représentations figées que l'on voudrait « plaquer » sur l'autre. On bloque ainsi l'accès du sujet à son propre imaginaire. On réduit le mystère de la mort.

Dans des situations limites de l'existence, le travail psychique sur ses propres motivations est fondamental pour ne pas s'user ou se brûler. Si l'on suit les conseils de Marie de Hennezel [5], il faut avoir confiance en ce qui nous dépasse. Il faut croire que l'autre a les capacités de vivre ce qui lui arrive, qu'il a des ressources intérieures suffisantes. Pour cela, il nous faut accepter l'incertain.

Face à la mort, les identifications sont exacerbées, les transferts et les contre-transferts sont manifestes, la tentation est forte de s'identifier à l'autre. Dans nulle autre situation que ce face à face avec la mort, il est nécessaire de quitter le monde des apparences.

Il faudrait oser parler de la mort comme d'un moment de la vie.

---

5. Marie de HENNEZEL, *La Mort intime*, Robert LAFFONT, 1995.

Avec les progrès de la science, on en saura de plus en plus sur la physiologie de la mort. Mais le maintien de l'humilité et du mystère reste une condition essentielle pour un accompagnement humain.

Les aveuglements, que nous maintenons, face à la mort ne sont pas sans conséquences. Tant pour ceux qui accompagnent les mourants que pour leur entourage et les générations futures.

3 — Une société sans limites

Santé parfaite et mort parfaite !

La recherche médicale ne cesse d'évoluer la mort des pathologies et entraîne les thérapeutiques sur des voies toujours plus sophistiquées.

Actuellement, on essaie de comprendre les déterminants génétiques et environnementaux des maladies les plus fréquentes de manière à inventer des stratégies thérapeutiques et préventives réellement efficaces.
On annonce qu'au début du 3ème millénaire, le génome humain sera complètement exploré. Ce qui rendra possible l'identification des gènes de prédisposition aux principales maladies humaines, et qui sait ?, le décryptage du déterminisme létal. Par l'identification et la manipulation des gènes, ira-t-on jusqu'à décrypter le « gène de la mort » ?

Personne ne se demandait autrefois comment il fallait accepter la vieillesse. La vieillesse était incluse dans l'univers symbolique de la vie et de la société. Notre époque se caractérise par un affaiblissement ou peut-être même par une disparition des rites et des rôles. La famille se privatise. Une des conséquences de cet état de fait est le déclin de l'identité du père. Une telle évolution est génératrice de crise. Nous vivons dans un monde sans limites, qui peut se caractériser par un ébranlement de la responsabilité et la désinscription des références (Père, État).

La science, ou plutôt le discours de la science, prend la place des références institutionnelles. Ce type de démarche nous fait croire que « tout est possible ». Or la vie éternelle n'est pas possible, un père n'est pas une mère et le bonheur total n'est pas possible.

Les nouvelles technologies introduisent ce que Jean-Pierre Lebrun [6] appelle du « symbolique virtuel ».

Le discours de la science et la façon dont nous sommes pris, ou nous nous laissons prendre, font que nous perdons le sens commun. Ce que nous entendons par sens commun, c'est un savoir interne du sujet, ce que Montaigne appelait « le bon sens ». C'est ce savoir interne qui permet au sujet de se repérer dans l'existence. Ce « bon sens » est le résultat de la mise en place de l'ordre symbolique qui nous caractérise et qui fait que nous sommes pris dans l'ordre des générations, dans la différence des sexes, l'ordre social où l'inceste et le meurtre sont interdits.

Avec l'avènement de l'ordre techno-scientiste à la place de cet ordre symbolique, nous perdons nos repères et nous perdons le sens de la limite.

Les lois du discours techno-scientiste ne font appel à aucune instance tierce. Dans ce type de discours, la

6. Jean Pierre LEBRUN, *Un monde sans limite*, Eres, 1997.

catégorie de l'impossible n'a parfois même plus sa place. C'est la suprématie du Tout ou Rien. L'erreur, l'échec et le remise en question ne sont plus permis. L'énigme et le mystère n'ont plus leur place dans l'interrogation sur le sens de l'existence.

Or la vieillesse est un autre apprentissage, celui de la perte. Vieillir c'est se rendre compte que tout n'est pas possible, que la vie ne se situe pas entre le tout et le rien.

La chute du symbolique

L'homme du XXème siècle a inventé un nouveau concept de « bonne mort ». Il s'agirait de mourir proprement. Il s'agirait d'apprivoiser la fin de vie par une mort sans râle, sans douleur. La littérature sur l'accompagnement des mourants renvoie fréquemment des images de douceur. La fin de vie apparaît comme un chemin où les derniers soupirs se font dans une lucidité rayonnante.

C'est en ce sens que la ritualisation de la violence et de la mort est fondamentale. Le rapport à la violence doit se construire dans la ritualisation. La ritualité construit un espace de médiation qui est un ensemble social (la société de ceux qui vivent ensemble) devant ce qui échappe à la maîtrise. Les deux éléments que l'on cherche à maîtriser à travers les rituels sont principalement la violence et la mort. De plus dans les phénomènes de ritualisation s'élabore nécessairement un rapport à l'interdit. C'est dans ce sens que la ritualisation de la violence et de la mort est fondamentale. Les phénomènes de ritualisation permettent d'échapper à des formes de déshumanisation. La mort peut s'entendre comme un passage.

Les sociétés occidentales actuelles mettent à mal ces phénomènes car les rites de passages sont devenus rares, sinon quasiment inexistants pour certaines parties de la population. Ces phénomènes de ritualisation sont également mis à mal en traitant la mort comme une disparition et en faisant comme si la violence pouvait être ignorée. Ceci s'inscrit dans le projet d'une société sans la mort c'est-à-dire sans limite.

IV

La hausse de la banalisation du mal

> *« Un proviseur de lycée américain avait coutume d'envoyer cette lettre, lors de chaque rentrée scolaire, à l'ensemble des enseignants de son établissement :*
>
> *« Cher professeur :*
>
> *Je suis un survivant de camp de concentration. Mes yeux ont vu ce qu'aucun homme ne devait voir :*
>
> *Des chambres à gaz construites par des ingénieurs instruits.*
>
> *Des enfants empoisonnés par des praticiens éduqués.*
>
> *Des nourrissons tués par des infirmières entraînées.*
>
> *Des femmes et des bébés exécutés et brûlés par des diplômés de collèges et d'universités. Je me méfie donc de l'éducation.*
>
> *Ma requête est la suivante : aidez vos élèves à devenir des êtres humains. Vos efforts ne doivent jamais produire des monstres éduqués, des psychopathes qualifiés, des Eichmann instruits.*
>
> *La lecture, l'écriture, l'arithmétique ne sont importantes que si elles servent à rendre des enfants plus humains.* [1] »

Selon Christophe Dejours [2], depuis 1980, toute la société s'est transformée qualitativement.

---

1. Annick COJEAN, *Le Monde* du 29/04/95, « Confrontation avec l'Histoire ».

Les réactions sociales ont évolué devant la souffrance, le malheur et l'injustice. Il y a eu une atténuation des réactions d'indignation et une hausse des réactions d'indifférence. Nous avons affaire à une forme de passivité collective due à l'absence de perspectives alternatives.

Or la mobilisation trouve son énergie non dans l'espoir d'un bonheur mais dans la colère contre la souffrance jugée intolérable. L'action collective est davantage réaction qu'action.

> « La fureur n'est en aucune façon une réaction automatique en face de la misère et de la souffrance en tant que telles ; [...] C'est seulement au cas où l'on a de bonnes raisons de croire que ces conditions peuvent être changées et qu'elles ne le sont pas que la fureur éclate.
>
> Nous ne manifestons une réaction de fureur que lorsque notre sens de la justice est bafoué ; cette réaction ne se produit nullement parce que nous avons le sentiment d'être personnellement victime de l'injustice, comme peut le prouver toute l'histoire des révolutions, où le mouvement commença à l'initiative de membres de classes supérieures qui conduisit à la révolte des opprimés et des misérables ».

Hannah ARENDT, 1969
Crise de la République

Le phénomène de déshumanisation de la vieillesse trouve son origine dans les conduites humaines.

Comme nous l'avons déjà dit, il y a d'un côté un aveuglement face à la vieillesse, de l'autre un calcul et une stratégie. Ceci suppose aussi que des êtres

---

2. Christophe DEJOURS, *Souffrance en France*, Seuil, 1998.

humains apportent leur concours à ce mode de fonctionnement et à son efficacité. En tout cas qu'ils n'empêchent pas de poursuivre son développement. La déshumanisation de la société est le fait d'êtres humains.

Pourquoi les uns consentent-ils à subir la déshumanisation pendant que d'autres consentent à déshumaniser ?
Si cette « machinerie » marche c'est que nous consentons à la faire fonctionner.

1 — Soin et vieillissement

> *« Nous ne sommes nous qu'aux yeux des autres et c'est à partir du regard des autres que nous nous assumons comme nous. »*
>
> **Jean-Paul SARTRE**

Le savoir, les compétences professionnelle et l'humanité ne sont pas du tout la même chose. On peut être un très grand « professionnel » et n'avoir aucun scrupule ni aucun état d'âme. Dans une société des apparences et de pertes des repères, ces phénomènes sont encore plus flagrants.

L'histoire devrait servir à observer le monde qui nous entoure avec plus d'acuité et de vigilance.
La vie est toujours beaucoup plus compliquée qu'on ne le pense. Derrière des exécutants se tiennent des hommes et des femmes, divers et variés, certains courageux, d'autres lâches, certains dénués de jugement,

d'autres avec une autre personnalité, et tous très « humains ».

Étant donné le déni de la vieillesse, tout le monde ne partage pas le point de vue selon lequel les sujets âgés maltraités ou déshumanisés sont victimes d'une injustice. Cette souffrance subie, qui peut s'apparenter à quelque chose dans l'ordre du malheur, ne suscite pas de réaction politique. Cela peut susciter pitié ou compassion. Mais globalement cela ne déclenche pas d'indignation collective.
Il y a un phénomène de « banalisation du mal ». On fait passer pour un malheur ce qui relève de l'exercice du mal commis par certains sur d'autres.

Le rapport au corps

Le soins sont le support d'une relation d'être humain à être humain.

Les soins créent une intimité. Ce rapport à l'intimité sera géré selon chaque personne en fonction de son histoire. Si l'on s'en réfère aux codes sociaux dominants, l'identification au corps d'un sujet âgé est difficile. Cet état de fait peut entraîner une négation de ce corps, et par la même une négation de la personne et de sa souffrance.

De plus, avec le développement de l'imagerie médicale, tout se passe comme si dans la médecine moderne, le corps physique était un corps entre le corps réel et le corps imagé.
Tout acte thérapeutique corporel a une signification sexuelle agressive, car le corps âgé est aussi le corps parental. Corps parental dont la sexualité et la nudité

nous sont intolérables du fait de l'interdit de l'inceste.

La place du désir dans la fonction soignante

Que signifie pour tout un chacun l'acte de soigner ?

> « Tous ceux de la profession sociale qui travaillent pour aider l'humanité sont très ambivalents à l'arrière-plan de leur activité. Devant son entourage et devant sa propre conscience, l'assistant social se sent obligé de constater le désir de venir en aide comme mobile principal de son activité. Mais dans l'obscurité de son âme se constelle simultanément, non pas le désir d'aider, mais le contraire, le plaisir et la pulsion de dominer et de réduire le client à l'impuissance ».[3]

Ceci n'est pas une critique, ceci est un point commun à toutes les personnalités et il est fondamental de le savoir pour aider quelqu'un avec le maximum d'efficacité.

Se donner aux autres, mais si « se » n'existe pas, que donne-t-on ? Que peut-on donner si l'on ne prend pas le temps de se recevoir ? Il faut absolument préserver en nous l'espace du manque et du non-savoir.

Dans le spectacle du malheur d'autrui c'est notre propre fragilité qui nous trouble. La tentation peut être grande de prendre celui ou celle qui dépend de nous comme objet de notre propre manque existentiel.

---

3. A.GUGGENBUHL-CRAIG, *Pouvoir et relation d'aide*, Bruxelles, Mardage, 1977, p. 29.

De plus être le tiers de l'autre pose le problème de l'identification avec celui ou celle pour lequel on devient un tiers aidant. Les bons sentiments peuvent être la pire des choses, l'enfer est pavé de bonnes intentions.

Il faut toujours être vigilant sur ce pouvoir qui se traduit par une emprise sur le corps ou l'esprit d'autrui.

Spécificités et dangers

Si le besoin et la nécessité sont le moteur du développement de chaque civilisation, l'énergie psychique investie dans la recherche et le soin nous conduit à prendre en compte la question du désir.

Nous le retrouvons à l'œuvre dans tout acte créateur. Toutes les créations humaines ajoutent quelque chose au capital symbolique de l'humanité. Elles nous rappellent que tout n'est pas éternel et que l'être humain est soumis au temps et à la mort.

L'homme a des limites qui peuvent lui paraître insupportables mais qui sont fondamentales pour le maintenir en vie.

En dehors du soin technique ignore-t-on ou veut-on ignorer quel est l'intérêt de la personne ? Il ne faut jamais perdre de vue que lorsqu'on donne une opinion, on légifère, on se place toujours à « la place de » en fonction de repères personnels qui sont pas forcément ceux de la personne concernée.

Les décisions sont toujours dans le sens de la norme sociale dominante. Les délais d'attente pour savoir dans quels lieux vont être orientés les sujets sont une forme de violence.

Autant il y a une inflation des droits de l'enfant, autant l'on a peu d'éléments nouveaux concernant le droit des personnes âgées. Les juges des tutelles et les tuteurs travaillent parfois dans une forme de laxisme qui est éminemment préjudiciable aux sujets sous régimes de tutelle ou de curatelle.

Il y a une dissymétrie entre les jugements portés sur les familles et ceux portés sur les soignants.
La communication est parfois impossible. Violence contre violence ou no man's land contre no man's land.

On considère que les enfants qui ne viennent pas voir leurs parents ne font pas leur devoir et on les juge mauvais enfants. Quand les enfants ne peuvent pas tenir leurs engagements ce peut être parce qu'ils sont en souffrance. Les enfants sont dans une problématique familiale. Les soignants sont dans une problématique professionnelle. Quand les soignants ne tiennent pas leurs engagements, c'est un faute professionnelle, et généralement cela n'est pas dit.

Les spécificités des identifications aux sujets âgés

Les relations que nous avons avec des sujets plus âgés que nous nous renvoient au relations que nous avons ou que nous avons eu avec nos parents ou nos grands-parents.

C'est le type d'identification que nous avons avec un être humain qui fait que nous pouvons éprouver pour lui de l'empathie ou complètement le ou la « chosifier ».
Il s'agit de réhabiliter l'existence humaine par delà les inerties, par delà les apparences. Un être humain ne peut en aucun cas se réduire à ses symptômes ou à

ses maladies. Devant la difficulté de l'accompagnement de certaines personnes âgées voir l'autre comme une chose est une façon de se protéger. C'est une façon de le voir « mort » alors qu'il est vivant.

La déshumanisation

Toutes les questions évoquées ci-dessus montrent qu'il est difficile de gérer le passage du temps, que ce soit pour soi ou pour son entourage familial ou professionnel.

La tendance à la déshumanisation est quelque chose de très facile si l'on n'y prend pas garde. Et il est des déshumanisations plus subtiles que d'autres.

Il est fondamental de dire que si l'on veut traiter des patients ou tout autre personne en tant qu'être humain à part entière, il faut que les soignants se considèrent eux-mêmes comme tels. Chaque soignant où chaque accompagnant est un être humain unique qui a sa propre façon d'entrer en relation avec les autres.

La « chosification » du sujet âgé

La médecine n'est pas exclusivement de la technique médicale. C'est aussi un environnement humain, affectif, relationnel et matériel. Le sujet âgé par les images qu'il ou elle peut provoquer chez l'autre peut générer une tendance à la « chosification ». Celui ou celle qui reçoit ce type de regard le vit forcément comme déshumanisant. La « chosification » est un concept différent de l'objectivation.

Le regard de l'autre est fondamental. Il nous aide à nous construire et à exister. Il peut aussi être source de souffrance. On devient un objet quand l'autre, en face, peut dire ce qu'il veut sur un ton tel qu'il croit que cela glisse comme l'eau sur les plumes d'un canard. Les soignants oublient parfois qu'ils ont affaire à un être humain. De plus, parfois, le regard des professionnels de santé, avec sa tranquille assurance, a l'efficacité redoutable d'un principe de réalité.

2 — La violence dans la relation de soin

Les processus de déshumanisation

La maladie, la vieillesse, la mort sont des situations où le rapport institutionnel avec l'autre est mis le plus en péril. On ne tient pas individuellement devant des scènes où les mises en scène, pourtant essentielles à la vie en commun, sont menacées de faillite.

Le rapport à le violence doit se construire dans la ritualisation. La ritualité construit un espace de médiation qui est un ensemble social (la société de ceux qui vivent ensemble) devant ce qui échappe à la maîtrise. Les deux éléments que l'on cherche à maîtriser via les rituels sont principalement autour de la violence et de la mort. De plus dans les phénomènes de ritualisation s'élabore nécessairement un rapport à l'interdit. C'est dans ce sens que la ritualisation de la violence et de la mort est fondamentale. Les phénomènes de ritualisation permettent d'échapper à des formes de déshumanisation.

Répétons-le, les sociétés occidentales actuelles mettent à mal ces phénomènes car les rites de passage sont devenus rares (voire inexistants pour certaines parties de la population). Ces phénomènes de ritualisation sont également mis à mal en traitant la mort comme une disparition et feignant d'ignorer la violence.

Ceci s'inscrit dans le projet d'une société sans la mort, c'est-à-dire sans limite.
La violence, c'est plus que des coups, des cris. C'est être hors pensée secondarisée, hors contrôle du Moi et mettre l'autre dans le même état. C'est la qualité de la réponse de l'environnement à la force des pulsions du sujet. C'est la responsabilité de la famille, puis de la société de gérer et d'apprivoiser cette force pulsionnelle.

Nous vivons dans des sociétés occidentales où il y a une tendance à la négation de la responsabilité. Les responsabilités sont le plus souvent vécues en termes d'avantages et de droits et non pas en termes de devoirs.
Il nous semble que la dignité ne peut se vivre qu'en termes de droits et de devoirs.

La société semble incapable de donner à ses sujets la capacité de penser leur vie en terme de droits et de devoirs. Ceci semble très inquiétant et donne à penser que nous tendons vers une forme de barbarie assez subtile.

Selon Caroline Eliacheff [4], les personnes maltraitées ont plus que toutes les autres besoin de repères, elles ont besoin que la norme soit annoncée. Car les

---

4. *Vies Privées. De l'enfant roi à l'enfant victime,* Odile Jacob, 1997.

repères deviennent très flous quand la violence est exercée par des membres de sa famille.
Le monde et la vie ne sont pas justes. C'est ainsi. Mais les êtres humains ont, me semble-t-il pour devoir d'agir pour essayer de tempérer les effets de cette injustice.
Quand la justice n'existe pas ou devient elle-même source de violence, les soignants, en ne tenant pas leurs engagements, peuvent entériner une victimisation sans recours.
Il faut éviter de poser la question en terme de « bon » ou de « mauvais » enfants, parents ou conjoints. Cela pose le problème de la limite de l'intrusion dans la vie des familles et sans limites il y a des abus.

Il existe un numéro de téléphone vert (gratuit) pour les personnes âgées maltraitées, mais n'y en aurait-il pas un pour les personnes maltraitantes ?

Sans nier le drame que vivent les sujets maltraités, les maltraitants vivent eux aussi un chaos intérieur. La violence est ce moment où on ne peut plus rien métaboliser psychiquement, et que rien ne peut plus transiter par les mots.

Comment se fait-il que nous acceptions l'inacceptable

Par quels mécanismes psychique prenons-nous des choses très graves comme allant de soi ?

Le courage n'est peut-être pas la qualité dominante chez les êtres humains. De plus les êtres humains ont du mal à s'imaginer qu'ils vont vieillir.

« Celui qui est absolument obligé de s'adapter à ce qu'il trouve, c'est le bébé à sa naissance. A ce moment là l'être humain n'a aucun choix. Il est dans une totale dépendance au monde extérieure, dans son sentiment d'exister, il fait un avec son entourage. Seul un environnement secourable et suffisamment bon peut lui amener la sécurité de base : la bonne symbiose qui lui permettra de fonder le sentiment de confiance nécessaire pour soutenir son chemin maturatif »[5].

Au mieux de son évolution, à travers des jeux d'identification complexes, il aura acquis une personnalité différente des autres et le sentiment de sa propre identité. Il aura acquis la possibilité de choisir ses valeurs et ses partenaires. Il sera capable de conflit interne et d'ambivalence. On voit donc que l'être humain suit un chemin entre n'avoir aucun choix et arriver à pouvoir faire des choix. Cependant il restera toujours dans son inconscient un vécu résiduel de ce temps d'indifférenciation primaire.

Bleger a conceptualisé cela, en l'appelant le « noyau ambigu ». C'est un ensemble d'affects non différenciés et sans organisation ni hiérarchie. Chez lui, des sentiments incompatibles ne s'excluent pas.

Obtenir une régression vers l'ambiguïté est le but du monde totalitaire qui commande à chaque individu de passer inaperçu, de ne pas exister comme personne psychique, et de devenir addict, c'est-à-dire totalement adapté à la situation extérieure, sans alternative ni choix.

---

5. Silvia AMATI, « Récupérer la honte », in *Violence d'État et Psychanalyse*, Dunod, 1989, p. 105.

Pourquoi la reproduction d'une situation non satisfaisante ?

Il existe une règle impitoyable du fonctionnement psychique : on ne peut se séparer que d'un objet satisfaisant.

Ceci parce que, comme nous l'avons déjà dit :

1) seule une relation satisfaisante permet au sujet de garder en lui une représentation de l'objet et de pouvoir s'en éloigner en toute sécurité.

2) parce qu'une relation inadéquate laisse le sujet dans une situation d'hémorragie psychique constante, dans l'attente inassouvissable d'une réponse mieux adaptée à ses attentes.

L'amour est toujours incertain, la haine est toujours sûre. Renoncer à l'objet violent c'est renoncer à le haïr. Mieux vaut un mauvais objet intérieur que de risquer de le perdre à jamais.
Si par rapport à la violence les affects et les représentations sont inévocables, alors la violence n'est pas traitable, cela implique de rejouer la violence.

Si on ne peut pas penser sa violence, on ne peut pas la panser.

Il nous faut réhabiliter l'existence humaine par delà les inerties. Il nous faut re-souligner l'importance de la Loi et de sa médiation. Il nous faut réfléchir à la façon d'introduire du « Tiers ».

Il faudrait travailler dans les années à venir pour essayer de trouver quels montages ou quelles procédures pourraient faire « Tiers ».

L'autre, même s'il est maltraitant, est à considérer comme un membre de la communauté humaine.

Nous vivons et nous existons, entres autres choses, par le regard de l'autre. Il y a à s'interroger sur le type de regard que nous portons sur l'autre.

> « Le sentiment de notre existence humaine dépend pour une bonne part du regard que les autres portent sur nous ; aussi peut-on qualifier de non humaine l'expérience de qui a vécu des jours où l'homme a été un objet aux yeux des hommes »[6].

3 - La souffrance au travail

Une approche subjective du travail

Nous vivons dans des sociétés où la subjectivité est niée. Nous nous reportons ici aux travaux de Christophe Dejours[7]. Nier ou mépriser la subjectivité et l'affectivité, c'est nier en l'homme ce qui est son humanité, c'est nier la vie elle-même.

Si l'on dévalorise la vieillesse, on dévalorise aussi le travail de ceux qui travaillent auprès des personnes âgées. Or la reconnaissance n'est pas une revendication marginale de ceux qui travaillent.

Le travail est toujours entre souffrance et plaisir. Il y a la souffrance de ceux qui ont un travail, et celle de ceux qui n'en ont plus. Derrière les vitrines de la science et du progrès, il y a la souffrance de ceux qui ont peur de ne pas donner satisfaction. La souffrance

---

6. Primo LEVI, *Si c'est un homme*, Pocket, p. 113.
7. *Souffrance en France*, Seuil, 1998.

dans le travail est un phénomène massivement méconnu.

Le « réel du travail » c'est ce qui résiste aux connaissances, au savoir, à la maîtrise. L'essentiel de la subjectivité est de l'ordre de l'invisible. De la reconnaissance dépend le sens de la souffrance. La reconnaissance du travail, le sujet peut s'en servir et l'intégrer pour bâtir son identité. Faute de bénéfice de la reconnaissance le sujet est renvoyé à sa souffrance et à elle seule. Si un individu ne parvient pas à gérer positivement sa souffrance dans le travail, alors il mettra en place des stratégies de défense.
Ces stratégies défensives peuvent être un piège qui désensibilise contre ce qui fait souffrir.

Une souffrance non reconnue

Il y a atonie des réactions par rapport à la montée du malheur social. Le travail n'est pas entièrement intelligible, formalisable et automatisable.

Les défauts du travail les plus courants, par exemple, la dégradation de l'hygiène, des soins dans les hôpitaux et les erreurs de l'administration, sont de plus en plus difficiles à dissimuler.

Percevoir la souffrance d'autrui exige une participation pathique du sujet qui perçoit. Percevoir la souffrance d'autrui déclenche une expérience sensible à laquelle s'associent des pensées, telles la culpabilité, l'agressivité, la jouissance. Ces pensées sont inhérentes à l'histoire de chacun. La perception de la souffrance d'autrui est un processus affectif. Si le sujet ne peut pas supporter cela, il s'isole de la souffrance de l'autre par une attitude d'indifférence, donc de tolérance à ce qui provoque sa propre souffrance.

L'organisation du travail

On constate un décalage entre la description gestionnaire du travail et la description subjective du travail. La précarisation a une incidence sur le développement subjectif de l'individu.

A partir d'un certain degré de souffrance, contrairement à ce que l'on pourrait croire, la misère ne rassemble pas, elle détruit la réciprocité.

Les cadres consentent à ce système. Ils savent combien sont nombreux les dysfonctionnements dissimulés par chacun. De très nombreux salariés apportent leur participation, mais personne ne s'en juge responsable. La « banalité du mal » concerne la majorité de ceux qui deviennent les collaborateurs zélés d'un système qui fonctionne par l'organisation réglée, concertée et délibérée du mensonge et de l'injustice.

On peut essayer de proposer plusieurs explications à ce phénomène.

Il y a le problème de la valorisation du mal. Le mal est ici dans le sens de la tolérance au mensonge, sa non dénonciation. C'est la tolérance, la non-dénonciation et la participation à l'injustice et à la souffrance infligée à autrui.

De plus face à cela, il faut du courage pour effectuer le « sale boulot ».

Il y a là un paradoxe : comment peut-on associer dans un même phénomène l'exercice du mal et le courage ? Il y a une forme d'alchimie grâce à laquelle le vice est transformé en vertu.

Une telle souffrance peut générer la violence. Selon Christophe Dejours, la souffrance est première, car au-delà de la souffrance se trouvent les défenses. Et ces défenses peuvent être terriblement redoutables, car elles peuvent conduire à déshumaniser l'autre.
Or on ne peut pas condamner les stratégies défensives car elles sont nécessaires à la vie et à la sauvegarde de l'intégrité psychique et somatique. Le « réel du travail », c'est ce qui échappe à la maîtrise du savoir. Travailler auprès des personnes âgées, c'est être confronté au réel du temps qui passe. Il y a, via les sciences cognitives et l'intelligence artificielle, un déni du « réel du travail ».

Les travailleurs sont plus prisonniers du discours qui circule dans l'entreprise qu'il y a vingt ans.

De façon paradoxale, les salariés sont complices de cet état de fait. La communication est le maître mot de la stratégie, ceci par un appel à l'image. Le recours à l'image sollicite le fonctionnement marginal et la capture imaginaire en lieu et place de la réflexion, de l'analyse et de la critique. L'image vient à la place de l'activité de penser. Chacun sait plus ou moins que ces images sont des mensonges. Cette distorsion de la communication ne peut être tenue pour une stratégie subie complètement passivement par la société. Le système suppose l'action volontaire d'un grand nombre de personnes et surtout une puissante coopération.
Les médias remplacent le débat. Celui-ci devrait se situer moins par rapport à une description gestionnaire des faits que par rapport à une description subjective des éléments.

De plus, il y a dans le discours social une rationalisation qui prône cet état de fait. Cela est considéré comme un mal nécessaire et va dans le sens de l'histoire.

Les processus de défense qui conduisent à la déshumanisation peuvent s'expliquer du point de vue de l'organisation psychique.

Le rétrécissement subjectif

Le rétrécissement de la conscience subjective est l'organisation psychique qui consiste à établir une frontière nette entre deux parties du monde :

- d'une part, le monde intersubjectif, immédiatement proche et concentrique, (c'est *le monde proximal*).
- et d'autre part, le monde au-delà, celui des autres humains, auquel il n'est instrumentalement lié par aucun rapport concret repérable ou identifiable (c'est *le monde distal*).

Dans le premier monde, c'est-à-dire le monde proximal, Eichman est sensible à autrui. Il réfléchit. Dans le deuxième monde, c'est-à-dire le monde distal, tout est indifférencié. Seule y règne la rationalité instrumentale. Pas de compassion, ni de capacité d'identification à autrui.

Il n'y a pas de commune mesure entre le monde distal et le monde proximal. Vis-à-vis du monde distal, il n'y a aucun engagement, aucune responsabilité.

De cette césure établie entre les deux mondes, il n'a aucune conscience. C'est ce que Hannah Arendt

nomme la « normopathie » d'Eichmann. Cette normopathie c'est la « banalité du mal ».
La souffrance fait que la faculté de penser peut être suspendue.

A l'heure actuelle, on retrouve dans la société tout entière les trois caractéristiques de la normopathie :

1 — indifférence à l'égard du monde distal et collaboration au mal par omission, aussi bien que par action,

2 — suspension de la faculté de penser et remplacement par le recours aux stéréotypes dominants proposés par la société,

3 — abolition de la faculté de juger et de la volonté d'agir collectivement contre l'injustice.

Ceci pourrait, à notre avis expliquer pourquoi plus il y a de comités d'éthique, plus il y a de déshumanisation. L'existence ou la participation à des comités d'éthique représentent une mise à distance. Le comité devient le lieu où l'on veut résoudre les problèmes, mais en aucun cas le « terrain ».

Comment cela est-il possible d'un point de vue psychique ?

L'être humain met en place des stratégies de défenses individuelles, « les œillères volontaires » qui permettent de s'acheter une bonne conscience à bas prix.
Ces stratégies défensives ont une fonction première d'adaptation et de lutte contre la souffrance. Mais elles sont le vecteur essentiel de la banalité du mal. Le fait que le recours à ces stratégies soit massif, vient

aussi du fait que la souffrance a peu de prix et se trouve discréditée dans la société.

Tous ces processus sont des constructions. Ces types de constructions sont fragiles et précaires et suscitent de nombreuses décompensations psychiques.

Le clivage permet de conserver une forme de sens moral qui n'entre pas en relation avec la perception de la souffrance affligée à autrui (espace privé), et il suspend totalement le sens moral devant le spectacle de la souffrance ou à la collaboration à l'injustice.

Le clivage est une banalité psychologique. Il revêt chez chaque sujet une forme particulière en fonction de son histoire singulière.

Le secteur clivé, celui où le sens moral est suspendu, se caractérise par la suspension de la faculté de penser. Le secteur à exclure de la pensée peut être la mort, la vieillesse.

Le problème est ardu. On ne peut pas lutter frontalement contre le mal, car le mal n'est pas « raisonnable ». Mais on peut lutter contre la banalisation du mal.

Par rapport au vieillir, la banalisation du mal trouve sa source dans la souffrance et dans la peur éprouvée qui oblige au clivage.

V

Parler pour témoigner contre la déshumanisation

Il est bon que le temps soit une construction.

SAINT EXUPERY

Le développement psychique normal est complexe. C'est une succession de situations à affronter, toutes porteuses d'une certaine violence dans les affects. Ceci depuis le détachement du sein maternel jusqu'à la complexité des mouvements œdipiens.

Le monde contiendra toujours ces trois épreuves irréductibles que sont l'altérité (présence de l'autre dissemblable), la différence des sexes et la mort. Ceci contrairement à ce que le discours sur les techniques et les sciences voudrait nous faire croire.

Deux révolutions s'opèrent actuellement. Ce sont la révolution de la communication et la révolution de la longévité. Ces deux aspects de la civilisation contemporaine concernent tout un chacun et s'effectuent à grande vitesse.

La révolution de la communication modifie les modalités et les conditions de travail et le rapport au temps.

Pour ce qui en est de sa longévité, l'homme, contrairement à d'autres espèces, survit longtemps après la période (limitée à 50 ans chez la femme) de la reproduction biologique utile à la sélection naturelle. Au cours des cent dernières années, la longévité des hommes et des femmes a été prolongée de plus de 25 ans. La progression sera encore plus spectaculaire dans les pays en voie de développement où l'hygiène et le niveau de vie sont encore insuffisants. De plus, l'accroissement de la durée de vie continue dans les pays « avancés » alors qu'il n'y a pas de transition spectaculaire, ni en médecine, ni dans la distribution des ressources entre les riches et les pauvres.

Depuis 1970, en France, l'espérance de vie augmente d'un an tous les 4 ans. On pourrait espérer une vie prolongée, en bonne santé, avec un bon fonctionnement cérébral. Mais ceci à condition que l'on découvre les produits et les conditions permettant de maintenir nos mécanismes biologiques. Or il y a peu de travaux biologiques et médicaux qui cherchent à faire que cette vie supplémentaire de 10, 20 ou 30 ans qui s'annonce pour le XXIème siècle soit vécue par des personnes en bonne santé.

1 — Les nouvelles technologies et leurs risques

Le mythe de la santé parfaite

L'efficacité du système sanitaire français n'est pas à la mesure de son coût. La France occupe le 5ème rang pour l'espérance de vie des Hommes, mais le 13ème pour celle des femmes. Elle occupe la 6ème place pour la mortalité infantile, mais la 16ème pour la mortalité périnatale. La hausse du nombre de l'espérance de vie a entraîné une hausse de personnes âgées dépendantes. Les inégalités ne se réduisent pas. Tandis que, signe de la dégradation des conditions de vie générales, la tuberculose a réapparu, faisant un millier de victimes en 1990.

C'est le développement des nouvelles technologies qui est la principale cause d'enrichissement économique dans le domaine de la santé. Les innovations les plus spectaculaires sont dues à l'imagerie médicale. Les performances de ces techniques ont été optimisées par l'informatique et la numérisation.

La biologie moléculaire, avec le développement de nouvelles thérapies (greffes de moelles et implants de cellules génétiquement modifiées), la prévention de maladies héréditaires vont permettre le développement d'une médecine prédictive. Il y aura alors une individualisation de la gestion des risques induite par la médecine prédictive au détriment de la solidarité.

Le domaine le plus prometteur est celui de la suppléance fonctionnelle : greffes, prothèses. Les transplantations sont à l'origine d'un marché de la pièce détachée humaine.

La santé parfaite, du fait de son coût, ne sera que pour quelques-uns.
L'utopie de vivre pour faire vivre les biotechnologies et les technologies de l'écologie. L'utopie technologique du XXIème siècle est de type bioécologique. La « Grande Santé »[1] vise la base de toute existence, de

1. Lucien SFEZ, *La santé parfaite. Critique d'une nouvelle utopie,* Seuil 1995.

toute perception, de toute réalité possible : le corps, celui de l'individu et celui de la planète.

Trois projets explicitent ce concept de « Grande Santé » :

1 — Le projet Génome, projet mondial de cartographie et de séquençage du génome humain
2 — Biosphère II, deux grands hangars de verre dans lesquels on reproduit l'humanité et son environnement
3 — *L'Artificial life*, au Santa Fe Institut, tend à installer des populations entières d'êtres humains, en programmes informatiques, dans des ordinateurs. La nature a horreur du vide, ce type de projet a, entre autres pour but, l'objectif de tout combler.

Mis ensemble ces trois projets constituent l'utopie des années 2000 et prétendent donner sens à nos sociétés éclatées. Le but est d'obtenir un homme génétiquement parfait, sain, robuste, qui vit très longtemps avec une nature généreuse. La « grande santé » repose uniquement sur la science biologique, écologique et informatique pour assurer son pouvoir.

Les biotechnologues et leur public jouent ici leur carte maîtresse. Qui peut contester le souhait utopique de survie et d'immortalité ? Même obsédé par sa santé physique et mentale, l'individu contemporain ne vit que des rapports intermittents avec la médecine. Il utilise donc ses services quand il est malade, pour se soigner.

Il n'en va plus de même avec la logique d'une médecine prédictive universelle. Une prévention systématique sera recherchée. Le rapport sera total, voire même totalitaire. L'économie de la santé jouera un rôle central dans l'équilibre budgétaire des états.

La demande d'être en bonne santé est illimitée et certains l'ont même érigée en droit. Le système de santé des sociétés occidentales cultive cette utopie et finit par se développer comme une entreprise qui produirait de la santé. Ce système de pensée fonctionne au sein d'un marché régi par les lois de l'offre et de la demande. Le problème est que si la demande à être en bonne santé est infinie, la réponse ne l'est pas. La souffrance naît de la mort de cette illusion d'une vie sans limite. Parallèlement à cela, il y un appel aux techniques les plus sophistiquées qui augmente l'écart entre le réel et l'imaginaire. La médecine semble convoquée pour répondre techniquement à un désir illimité.

Le contrat social de l'après-guerre qui permettait les transferts sociaux par un équilibre entre les générations s'effondre. Les jeunes payaient pour les plus âgés. La santé dans ce contrat occupait une place centrale. Cet équilibre transgénérationnel n'existe plus. Les jeunes ne paieront plus pour les vieux. La prévention généralisée va s'étendre et va créer un rapport totalisant à la médecine qui se transformera en une thérapie prédictive très coûteuse dont très peu pourront profiter. Alors que l'être humain est confronté au vide et au manque, la science a une visée totalisante. Si nous prenons l'informatique, nous avons affaire à un discours totalisant, binaire, c'est zéro ou un. Ce type de discours permet de rendre compte de la réalité d'une façon rationnelle. Nous sommes avec ce type de système, dans une forme de totalitarisme pragmatique. Il y a une autonomie prise par un système organisé autour d'une logique qui rationalise le tout.

Du fait de l'essor des techniques notre rapport à la vitesse et au temps s'est profondément modifié. Au Passé — Présent — Avenir c'est substitué un Futur produit. On ne laisse plus le temps au temps.

Le temps dans l'univers des techno-sciences ne connaît que le futur. Mais ce futur n'est plus le résultat d'un travail du passé et du présent. C'est un futur produit comme un système.
Ce futur est pris dans la croyance imaginaire que « tout est possible » et est déconnecté de tout lien avec le passé et le présent. Seuls l'instant actuel et le futur comptent. Notre rapport au temps nous met en dehors de l'ordre symbolique. Le futur se nourrit du présent et du passé et ne peut être projection pure qui viendrait d'un espace *ex-nihilo*. Le temps et la vie nous confrontent à la perte. Cette projection dans le futur joue dans la vision que nous avons de la perte et du deuil. Notre époque est obsédée par le désir d'oubli et c'est pour combler ce désir qu'elle s'adonne à la vitesse. La vitesse fait croire que l'on peut « contrôler » le temps. *Nous confondons le deuil et l'oubli.* Pour faire un travail de deuil, il faut du temps, temps dont on ne peut faire l'économie. L'oubli, lui, entre dans un processus de rapport au temps beaucoup plus rapide.

Un autre aspect des changements des rapports que nous avons au temps est la disparition des rites. Les rites, pour une civilisation et un être humain, permettent de gérer symboliquement la violence et le temps. Les rites permettent de construire le temps.
Nous vivons dans des sociétés occidentales où les rites disparaissent, en particulier les rites de passage, et où l'on crée de nouvelles pratiques qui sont des pseudo-rites. Les pseudo-rites n'ont absolument pas

l'effet au niveau du psychisme humain des rites authentiques qui situent tout un chacun dans une place et un espace-temps.

La disparition des rites de passage, qui ont une véritable fonction psychique de passage d'un état symbolique à un autre, est un phénomène notable des sociétés contemporaines. Les rites de passage, vécus comme des initiations nous « apprennent » à métaboliser les pertes. Les pertes sont inhérentes à toute vie humaine, et elles nous permettent de nous structurer psychiquement.

Actuellement, il n'y a plus ni le temps du rite, ni le temps du deuil.

Tous ces éléments tendent à faire sortir les êtres humains de l'humanité, au sens symbolique. Les rites permettent de gérer la violence, de la canaliser. La confrontation avec la technologie, avec la machine, au lieu de l'être humain, dispense de la confrontation à l'altérité. Avec la machine, ce n'est pas un autre que je rencontre, il est l'artifice d'un « autre ». Cela risque de n'être qu'un autre « clone » si peu différent.

Cela pose des problèmes au niveau de la perception que nous avons de l'altérité. On ne se voit pas vieillir, le vieillissement nous est d'abord renvoyé par le regard de l'autre.
La famille est le premier lieu de rencontre avec la dissymétrie. Avec la confusion des rôles et des places que nous évoquions au début de ce texte, ce qui est proposé aujourd'hui, c'est une société où la dissymétrie n'a plus sa place. La vieillesse n'a donc plus sa place non plus. Un autre problème posé par la non-place de la dissymétrie est le rapport que cela induit au niveau de l'autorité. Tout exercice d'autorité est

considéré comme abusif et violent. La violence est présente en tout un chacun et n'est pas qu'un phénomène négatif. La violence offre la possibilité de confrontation à l'altérité. Elle devient ravageante quand le sujet ne peut plus la métaboliser. On peut supporter la violence que si l'on a intégré la dimension de l'altérité. Pour affronter la violence, il faut être capable de savoir donner de la place à ce qui est autre. La mêmeté, la symétrie ne laisse pas de place à l'altérité, à la différence.

2 — Réintroduire le droit et le discours sur le souffrance

Le pouvoir du droit et de la parole

Nous vivons dans une époque de recherche éperdue de consensus. Moins la Loi fonctionne et plus nous avons besoin de médiateurs. Les Occidentaux des pays riches ne disposent plus des repères internes permettant d'affronter ce qui est dissemblable. Or la vieillesse confronte au dissemblable.

Tout conflit est enterré de façon plus ou moins « soft », mais il est entendu que ce type de comportement fait que la violence surgit sous des formes inattendues et bien plus « inhumaines ».

Tous ces problèmes (qui sont loin d'être exhaustifs) dévalorisent la représentation psychique. La vie psychique n'a plus sa place, seul ce que l'on croit être le réel pragmatique et mesurable compte. De plus, ces types de fonctionnement produisent des génocideurs heureux et des assassins sans culpabilité.

Celui qui parle fait acte de croire qu'il est possible d'être entendu.
Dans des périodes de vacillement de notre identité, face à la vieillesse, la souffrance ou la mort, qu'entendons-nous chez l'autre, si ce n'est la répétition de nos rencontres antérieures, ou pire de discours théoriques dans lesquels nous enfermons encore plus celui qui cherche sa parole ?

L'attitude d'accueil de la parole est à l'opposé de la démarche médicale scientiste actuelle.

La contestation mise en scène

Crier sa colère ne sert à rien si l'on ne peut pas se faire entendre des plateaux de télévision. L'accès à la parole publique autorisée dépend de conditions politiques ou sociales que les plus défavorisés ou éloignés de l'univers politique ont du mal à remplir. Pour cela les exclus doivent avoir des porte-parole. Ce sont eux qui donnent corps et réalité à la cause du groupe défendu. Mais actuellement la constitution d'un mouvement collectif ne suffit plus à conférer une existence politique, sans laquelle le groupe est condamné à l'indifférence ou à l'oubli.

Pour qu'une cause soit entendue, pour qu'elle mérite des réponses rapides, elle doit être aperçue, débattue, médiatisée. Cette nouvelle donne du jeu politique n'est pas sans effets. Pour les sujets âgés en difficulté, les conditions matérielles et morales des vieux ne prédisposent pas à la protestation collective mais davantage à l'isolement et au retournement sur soi des violences subies.

L'accès aux scènes où l'on peut intervenir nécessite des savoirs et des savoir-faire qui restent inaccessibles aux opprimés. La capacité oratoire, la beauté physique sont des qualités qui deviennent centrales quand le mouvement est couvert par la presse. Si les malheurs des chômeurs ont acquis une visibilité médiatique, leur cause n'a pas gagné en crédit politique.

Pourquoi les hommes ne se révoltent-ils pas plus souvent ? Le plus défavorisés doivent d'abord mener le combat contre eux-mêmes ou du moins contre ce que les mécanismes sociaux et politiques les contraignent à être : dociles et silencieux.
Parce que tout le jeu politique les destine ensuite, s'ils n'y prennent garde, à retourner contre leurs propres rangs leurs capacités contestataires retrouvées.
Or les images de la vieillesse ordinaire ne rentrent pas dans « l'image lisse du monde » que nous présentent les médias dominants.

La prédominance du registre du visuel

Le registre du visuel, c'est le monde de l'image, du télévisuel, d'internet...
Par rapport au sujet que nous traitons dans ce texte, nous voudrions parler de la possibilité des ordinateurs à projeter le futur vieillissement (ce système est utilisé aux États-Unis pour retrouver les enfants disparus).

Ce système est fascinant, mais il pose un problème au niveau du fonctionnement psychique. Un tel système est une forme de projection virtuelle dans le futur, il désamorce la possibilité d'anticipation et de ce fait peut bloquer l'imaginaire.

L'imagerie médicale fait que les médecins (et les malades) ont une vision « lointaine » du corps. Cela les éloigne du corps réel et les éloigne de l'idée que les êtres humains sont mortels. Les images ne sont pas le réel, et le temps qui passe s'inscrit au niveau du corps.

Ces éléments font que les médecins ne touchent plus les malades, et le monde médical s'éloigne de plus en plus du réel du corps et du discours sur le souffrance.

L'imprégnation des images violentes, sans contrepartie de la parole et de l'explication, atteint un niveau jamais connu dans aucune société. On assiste ainsi à un phénomène de déréalisation, de coupure avec le réel. Chez les jeunes, les passages à l'acte, les conduites ludiques de meurtre sont devenues fréquentes. Ce qui frappe c'est la facilité avec laquelle on élimine ce qui gène. On zappe, on clique, il disparaît, on reclique, il réapparaît. C'est reparti pour un tour. Ces techniques, quelle que soit leur légitimité à décrire la violence, n'utilisent les sens qu'à distance. Elles n'utilisent que la vue et l'ouïe. Mais les sens de proximité, le goût, le toucher, l'odorat, leur sont interdits. Ce sont ces trois dernières sensations qui révèlent les rapports intimes, humains, la relation avec l'autre et peuvent éviter le passage à l'acte.

Que dire des personnes scotchées devant l'écran pour qui l'Autre en tant que tel n'existe pas, puisqu'il n'est qu'une image et qu'il est si facile d'éliminer une image ?

3 — Penser le temps

La médecine et les nouveaux rapports au temps

Dans les 30 ans à venir la médecine sera en mesure de prévoir les risques que sa constitution génétique fait courir à chacun. Jusqu'ici la médecine, devant le malade, observait les symptômes, préconisait un remède ou un traitement. Tout cela va changer avec la médecine prédicive.

Le médecin se base sur des éléments objectifs beaucoup plus que sur des éléments liés à la subjectivité du malade. Il n'y a de connaissance scientifique que mesurable. La mesure est nécessaire et l'écoute peut paraître inutile. On risque de glisser vers un oubli de la parole du malade.

La souffrance de l'autre met nos convictions à nu. Elle déloge l'être humain de ses certitudes et peut réduire à néant ses bonnes intentions. Le soignant peut être amené à souffrir de cette souffrance, à être renvoyé à son manque et sa solitude.

Les êtres humains se trompent rarement de métier. Nous sommes toujours attirés vers des professions qui mettent en jeu quelque chose qui a à voir avec notre subjectivité et nos gouffres intérieurs.

Derrière les bons sentiments, des désirs inconscients cherchent à répéter, à reproduire du même. Ce même peut prendre des formes diverses, le risque est alors la confusion, l'imaginaire tendant à se confondre avec le corps de l'autre. L'identité professionnelle qui est fondée sur un rapport au savoir et au pouvoir a une fonction de protection contre l'angoisse et la confusion.

En objectivant l'autre (étymologiquement, en le jetant devant), nous le mettons à distance comme être subjectif. Il s'opère alors une limitation du champ de la relation qui permet d'échapper au mouvement d'identification qui est un facteur d'angoisse. Cette objectivation renvoie le soignant à ce qu'il pense être son identité et sa fonction.

Si nous abandonnons nos repères intérieurs, nous pouvons nous retrouver laminés par la souffrance de l'autre qui vient en écho à notre propre souffrance. Un des problèmes est que dans le domaine du vieillissement nos référentiels ne peuvent être que théoriques et projectifs.

Le temps aux différents âges de la vie

Ce sont les enfants qui posent les questions fondamentales sur la mort. Il est frappant de noter la surdité psychique des adultes aux paroles des enfants Dans cette parole déplacée le rapport à la mort tient une exigence fondamentale et fondatrice. Il n'est pas forcément démagogique de dire que ce sont les enfants qui posent les questions les plus dérangeantes et les plus radicales. Radicales dans la mesure où l'adulte doit y répondre pour témoigner de son rapport à l'inconnu. Non seulement il doit dire qu'il ne sait pas, mais il doit parler de ce non-savoir. La non-transmission de ce non-savoir a des conséquences négatives.

A la relation fondatrice du Présent-Passé-Futur s'oppose aujourd'hui le « tout, tout de suite » qui déshumanise l'homme. La crise du civisme que nous traversons passe par le temps — crise du savoir historique, de la citoyenneté, de la démocratie. Le temps normalisé, cadencé, numéroté, le temps public impose à la vie individuelle de s'inscrire dans son mouvement.

La relation entre Présent-Passé-Futur est fondatrice pour l'homme. Cette relation est remise en cause par les contraintes technologiques et économiques. Jamais cette question n'a été l'objet d'une réflexion collective.
Notre rapport à l'espace est aussi fondateur. L'espace est réversible, le temps est irréversible.

La crise de la perception du temps affecte la conscience sociale parce que la responsabilité civique ne peut s'exercer que dans l'instantané, dans l'immédiat, parce que la réflexion qui devient slogans, n'a plus à élaborer le temps.

Quels remèdes, quel avenir pour habiter le temps ? Il n'y a pas de solution immédiate. Il faut y penser et en parler, et surtout favoriser tout ce qui peut sensibiliser à la durée.

Habiter le temps, c'est affirmer l'autonomie du temps social, du temps citoyen et ne s'en remettre ni au temps économique, ni au temps étatique. Habiter le temps, c'est vivre le moment dans sa relation à la durée.

> « Vivre le moment dans sa relation riche à une expérience et inscrite dans la durée, c'est résister à la déshumanisation ».[2]

---

2. *Habiter le temps, Entretien avec Jean CHESNAUX*, Bayard Édition/Société, « Quelle urgence pour l'urgence », *Le Groupe Familial*, n°154, mai 1997.

La vitesse, l'urgence et l'avenir

Dans une ère de l'urgence, le présent est coupé de l'avenir. Ceci peut s'expliquer par l'érosion de l'idée de progrès et la difficulté à penser l'avenir comme prometteur. Nous surchargeons le présent face à un déficit d'avenir.
Cette radicalisation du rapport au temps crée un démembrement temporel. Comment peut-on accepter la vieillesse alors qu'aucune perspective d'avenir n'est possible ?

L'emprise de l'urgence ne s'accommode guère de la possibilité de concevoir l'avenir comme un espace d'accomplissement.

Penser le temps

Les encyclopédistes du XVIIIème considéraient la mort comme un élément du processus vital et disaient que l'on commençait à mourir en naissant.

Pour construire le temps et le penser, il nous faut réhabiliter le fait que la maladie, le deuil, la mort font partie de notre destin d'être humain. Ils sont inhérents à toute vie humaine. Ces éléments ne sont pas seulement négatifs ou anéantissants ; ils nous aident à nous construire. La nécessité de réintégrer la mort dans la sphère symbolique est vitale pour l'avenir.

Conclusion

« La vieillesse est l'heure du choix — ce qui peut sembler paradoxal — et c'est ce choix qui donnera aux dernières années de la vie sens et valeur.

Si l'individu ne parvient pas à mobiliser suffisamment d'énergie pour surmonter ses déficiences physiques, il va se réfugier dans la maladie et les malaises de toute nature...

D'autres, convaincus que la société leur doit une dette, veillent à l'exercice de leurs droits, [...] revendiquent aisément et ont recours à toutes les facilités sociales auxquelles leur âge leur donne accès. Eux aussi ont retrouvé un statut, un rôle, mais étroitement dépendant du système social.

Les derniers, enfin, ont le souci de leur destinée. Ils ont choisi de poursuivre leur propre développement et, devenus leurs propre auteur, utilisent leur énergie psychique pour compenser leurs pertes, conquérir leur autonomie et rester créateurs de leur culture jusqu'à leur dernier souffle ».

Maximilienne LEVET

Plaidoyer pour le soin psychique du sujet âgé

Il nous faut concilier l'absence d'illusion sur l'espèce humaine et le maintien de l'être humain en tant que sujet perfectible.

Quand on traite un homme comme un objet, on franchit une frontière au-delà de laquelle on ne trouvera plus jamais d'autre frontière. Le propre de la force c'est de protéger. Si la force ne protège pas, elle participe à l'oppression et au crime.

Nous appartenons à ce que Primo Levi appelait « la zone grise ». Tant que nous ne reconnaîtrons pas que l'inhumanité est chose humaine nous ne pourrons pas penser le temps et la vieillesse et nous resterons dans le mensonge.

Pour conclure, un des derniers avatars du rejet et du refus de la vieillesse est l'absence de soins psychiques pour les sujets âgés. Le soin psychique du sujet âgé sera le thème d'un prochain livre. Nous vivons des temps de pauvreté intérieure et d'abandon de la vie psychique. Il faut réhabiliter la vie intérieure et la pensée. Et l'absence de pensée implique l'absence de responsabilité.
Et nous voudrions terminer par cette phrase de Hannah Arendt :

« C'est dans la mesure où nous omettons de penser le mal auquel nous participons que nous pouvons l'accomplir au mieux ».

BIBLIOGRAPHIE

ARENDT Hannah, *Eichmann à Jérusame : rapport sur le banalité du mal*, Paris, Gallimard, Collection « Folio Histoire », 1991.

ANTELME Robert, *L'espèce humaine*, Paris, Gallimard, Collection « Tel », 1990.

COURTINE-DENAMY Sylvie, *Hannah Arendt*, Hachette Littérature, Collection « Pluriel », 1997.

DEJOURS Christophe, *Souffrance en France*, Paris, Seuil, 1998.

JONAS Hans, *Le droit de mourir*, Paris, Rivages Poche/Petite Bibliothèque, 1996.

JONAS Hans, *Le principe de responsabilité*, Cerf, 1990.

LEBRUN Jean-Pierre, *Un monde sans limite*, Paris, Eres, 1997.

LEGENDRE Pierre, *Filiation*, Paris, Fayard, 1991.

LEGENDRE Pierre, *La construction de l'homme occidental*,, Mille et une nuits, Paris, 1996.

LEGENDRE Pierre, *Leçon IV*, *« Le Dossier occidental de la parenté »*, « Textes généalogiques indésirables sur la généalogie », Paris, Fayard, 1988.

LEGENDRE Pierre, *Leçon VIII*, « *Le crime du Caporl Lorti* », *Traité sur le Père*, Paris, Fayard, 1991.

LEGENDRE Pierre, *Leçon III, Dieu au miroir, Etude sur l'institution des images,* Fayard, 1994.

LEVI Primo, *Si c'est un homme*, Paris, Pocket, 1996.

RICOT Jacques, *Leçon sur l'humain et l'inhumain*, Paris, PUF, 1997.

THERY Irène, « Malaise dans la filiation », Revue *ESPRIT*, n° 27, Paris, décembre 1996.

592733 - Décembre 2014
Achevé d'imprimer par

1livre.com
du rêve à la réalité !

www.ingramcontent.com/pod-product-compliance
Lightning Source LLC
LaVergne TN
LVHW050826061126
851857LV00012B/1005
* 9 7 8 2 7 3 8 4 7 5 6 9 5 *